活学活用
中医药
养生经典

浓｜厚｜文｜化 传｜世｜精｜品

活学活用
本草纲目
虫鳞介部

HUOXUE HUOYONG ZHONGYIYAO YANGSHENG JINGDIAN

朱进 周重建●编著

长江出版传媒
Changjiang Publishing & Media

湖北科学技术出版社
HUBEI SCIENCE & TECHNOLOGY PRESS

图书在版编目（CIP）数据

活学活用本草纲目虫鳞介部 / 朱进, 周重建编著.—
武汉 : 湖北科学技术出版社, 2018.8
（活学活用中医药养生经典 / 陈甲荣等主编）
ISBN 978-7-5352-9988-8

Ⅰ.①活… Ⅱ.①朱… ②周… Ⅲ.①《本草纲目》-
养生(中医) Ⅳ.①R281.3②R212

中国版本图书馆 CIP 数据核字（2018）第 001663 号

活学活用本草纲目虫鳞介部

策　　划：刘　玲　谢　宇

责任编辑：刘　芳　严　冰　　　　　　　　　　　封面设计：喻　杨

出版发行：湖北科学技术出版社　　　　　　　　电话：027-87679468
地　　址：武汉市雄楚大街 268 号　　　　　　　邮编：430070
　　　　　（湖北出版文化城 B 座 13-14 层）
网　　址：http://www.hbstp.com.cn

印　　刷：北京凯德印刷有限责任公司　　　　　邮编：101116

700×1000　1/16　　　　　　　　　　　　　16 印张　　　　300 千字
2018 年 8 月第 1 版　　　　　　　　　　　　 2018 年 8 月第 1 次印刷
　　　　　　　　　　　　　　　　　　　　　　 定价：68.00 元

编委会名单

前言

《本草纲目》是我国明代伟大的医药学家李时珍（1518—1593）穷毕生精力，广收博采，实地考察，对以往历代本草学进行全面的整理和总结，历时27载编撰而成的。全书共五十二卷，约200万字，收录药物1 892种（新增374种），附图1 100多幅，附方11 000多种，集我国16世纪以前的药物学成就之大成，在训古、语言文字、历史、地理、植物、动物、矿物、冶金等方面也有突出的成就。

《本草纲目》从出书第一版至今，已有400多年的历史，先后出版过数十种版本，并被美国、苏联、日本、德国、法国等翻译成英、俄、日、德、法语等出版。李时珍的伟大学术成就还受到世界人民的好评，他还被评为世界上对人类最有贡献的科学家之一，《本草纲目》被誉为"东方药学巨典"，是我国医药宝库中一份珍贵遗产，直至今天还有很多实用价值。

近年来，由于"绿色食品""天然药物"的兴起，中医中药又重新备受人们的青睐。随着社会的不断进步和科学技术的飞跃发展，人类的自我保健意识不断增强，回归自然的愿望也越来越强烈，人们更加赏识和注重中医中药预防疾病和养生保健的功效。有鉴于此，为了让更多的读者朋友能够轻松应用经典，给广大的医药爱好者及广大家庭提供一部系统的中草药应用读本，更好地继承和发扬我国

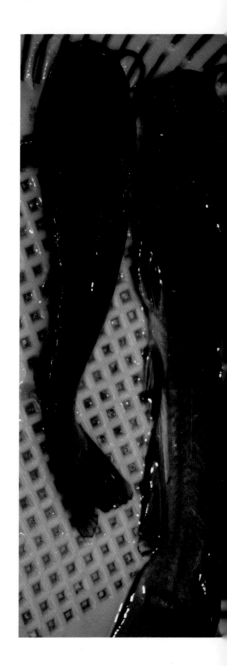

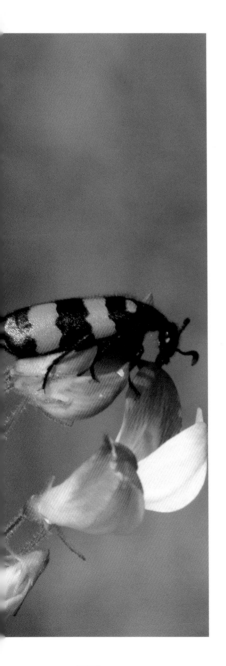

中草药学的宝贵遗产，使它能够在更大范围内传播和传承，并且能够更好地为广大人民的生活与健康服务，经过精心的策划和调研，我们特聘请相关专业人员编辑了《活学活用本草纲目虫鳞介部》，本书收录了精选自《本草纲目》原著中的虫鳞部品种数十种，精编和整合了原著中的精华部分与以《中华人民共和国药典》（2015年版一部）为主的现代中医药知识精华，力求内容更准确，层次更清晰，阅读更方便，操作更简单。我们衷心希望本书能够更好地为现代人们的生活和健康服务。

本书是学习和研究《本草纲目》的理想参考书，对继续发掘和发扬《本草纲目》的价值都会起到不可小视的作用，对于中医临床应用及各种研究都会起到积极的作用。

另外，由于《本草纲目》出版已久，历时较长，书中需要考证的地方也较多，加上编者知识水平所限，书中的错漏之处，还请读者批评指正！同时，我们也希望本书的出版能够起到抛砖引玉的作用，希望有更多的有识之士加入我们的行列，为我国中医药文化的传承和传播出谋划策。

读者交流邮箱：xywenhua@aliyun.com。

编委会

目录

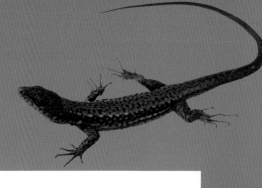

蜂蜜

《本经·上品》

释名┃蜂糖（俗名）；生岩石者名石蜜（《本经》）；石饴（《本经》）；岩蜜。

┃气味┃甘，平，无毒。

┃主治┃心腹邪气，诸惊痫痉，安五脏诸不足，益气补中，止痛解毒，除众病，和百药。久服，强志轻身，不饥不老，延年神仙。（《本经》）养脾气，除心烦，饮食不下，止肠，肌中疼痛，口疮，明耳目。（《别录》）和营卫，润脏腑，通三焦，调脾胃。（时珍）

┃附方┃

大便不通◆用蜜二合，铜器中微火煎之，候凝如饴状，至可丸，乘热捻作挺，令头锐，大如指，长寸半许。候冷即硬，纳便道中，少顷即通也。一法，加皂角、细辛（为末）少许，尤速。（《伤寒论》）

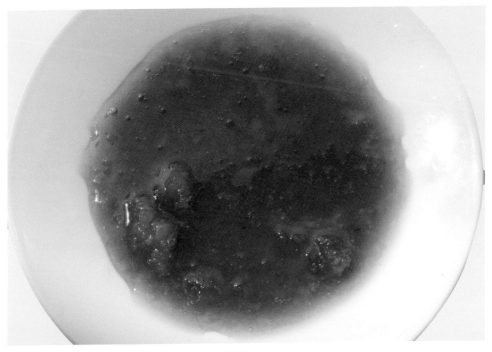

蜂蜜

噎不下食◆取崖蜜含，微微咽下。（《广利方》）

产后口渴◆用炼过蜜，不计多少，熟水调服，即止。（《产书》）

难产横生◆蜂蜜、真麻油各半碗，煎减半服，立下。（《海上集验方》）

瘾疹瘙痒◆白蜜不以多少，好酒调下，有效。

口中生疮◆蜜浸大青叶含之。（《药性论》）

阴头生疮◆以蜜煎甘草涂之瘥。（《外台秘要》）

肛门生疮（肛门主肺，肺热即肛塞肿缩生疮）◆白蜜一斤，猪胆汁一枚相和，微火煎令可丸，丸三寸长作挺，涂油纳下部，卧令后重，须臾通泄。（《梅师方》）

疔肿恶毒◆用生蜜与隔年葱研膏，先刺破涂之。如人行五里许，则疔出，后以热醋汤洗去。（《济急仙方》）

目生珠管◆以生蜜涂目，仰卧半日，乃可洗之。日一次。（《肘后方》）

误吞铜钱◆炼蜜服二升，可出矣。（《葛洪方》）

诸鱼骨鲠◆以好蜜稍稍服之令下。（《葛洪方》）

拔白生黑（年少发白）◆拔去白发，以白蜜涂毛孔中，即生黑发。不生，取梧桐子捣汁涂上，必生黑者。（《梅师方》）

别名	蜜、食蜜、白蜜、白沙蜜、蜜糖、沙蜜、蜂糖。
来源	本品为蜜蜂科昆虫中华蜜蜂或意大利蜂所酿的蜜。
形态特征	新鲜成熟的蜂蜜为黏稠的透明或半透明的胶状液体，流动性好，澄清无杂质；经过一段时间后，或在低温下，大多数蜂蜜会形成固态结晶体。蜜的颜色因蜜源植物种类不同而差别较大，主要可分为水白色、特白色、白色、特浅琥珀色、浅琥珀色、琥珀色及深琥珀色7个等级。
性味归经	甘，平。归脾、胃、肺、大肠经。
功效主治	调补脾胃，缓急止痛，润肺止咳，润肠通便，润肤生肌，解毒。主治脘腹虚痛，肺燥咳嗽，肠燥便秘，目赤，口疮，溃疡不敛，风疹瘙痒，水火烫伤，手足皲裂。
用法用量	内服：冲调，15～30克；或入丸剂、膏剂。外用：适量，涂敷。
使用禁忌	痰湿内蕴、中满痞胀及大便不实者禁服。

┃ 精选验方 ┃

① **咳嗽：**早晨、中午、晚上均用温开水冲服，连用3日。

② **失眠：**鲜百合50克，蜂蜜1～2匙。百合放碗中，加蜂蜜拌和，上屉蒸熟。睡前服。

③ **解乌头毒：**白蜂蜜每次1～4汤匙，温开水冲服。

④ **肝炎：**鲜芹菜100～150克，蜂蜜适量。芹菜洗净捣烂绞汁，与蜂蜜同炖温服。每日1次。

⑤ **热病烦渴、中暑口渴：**鲜藕适量，洗净，切片，榨成汁，按1杯鲜藕汁加蜂蜜1汤匙比例调匀服食。每日2～3次。

⑥ **虚喘症：**蜂蜜1 000毫升，核桃肉1 000克，核桃肉捣烂，调入蜂蜜，和匀。每次1匙，每日2次，温开水送服。

⑦ **消化不良、反胃、呕吐、干咳痰少：**鲜白萝卜洗净，切丁，放入沸水中煮沸捞出，控干水分，晾晒半日，然后放锅中加蜂蜜150克，用小火煮沸调匀，晾冷后服食。

┃ 实用药膳 ┃

蜂蜜杏仁粥

原料 蜂蜜15毫升，杏仁10克，粳米100克。

制法 将杏仁用开水焯一下，去皮、尖；粳米淘洗干净。将杏仁、粳米同放炖锅内，加水800毫升，武火烧沸，再用文火炖煮30分钟，加入蜂蜜，搅匀即成。

用法 每日1次，每次食100克粥。

功效 润肺，止咳。

适用 咳嗽、咽喉疼痛，口干烦渴等。

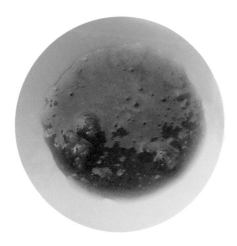

蜂蜜

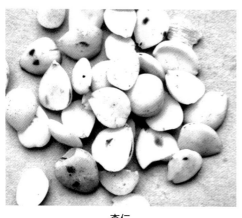

杏仁

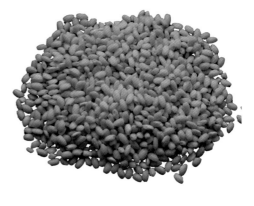

粳米

菊花蜂蜜粥

原料 鲜菊花50克，粳米100克，蜂蜜30毫升。

制法 菊花用纱布包扎成袋，与大米同入锅中煮粥，待粥熟后拣去菊花袋，调入蜂蜜即成。

用法 温热服食。

功效 清热祛风，益气补中，清热润燥。

适用 风热感冒，症见发热怕风、咽干疼痛。

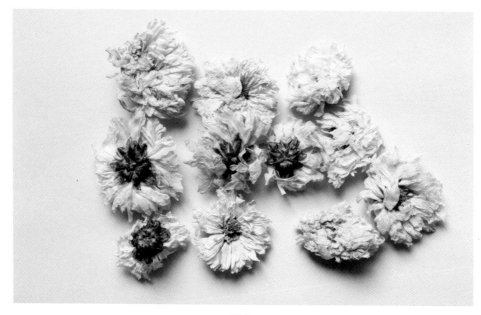

菊花

蜂蜜鸡蛋汤

原料 蜂蜜35毫升，鸡蛋1个。

制法 将蜂蜜加水300毫升煮开，打入鸡蛋，煮至微沸。

用法 顿服，早、晚空腹服用。

功效 润肺止咳。

适用 肺燥干咳、久咳。

蜂蜜生姜汁

原料 生蜂蜜1 000毫升，生姜（捣烂）250克，枇杷叶（去毛）5克。

制法 先将枇杷叶煎汁，再加入蜂蜜与生姜，用文火熬成膏。

用法 每次30～40克，每日3次。

功效 润肺止咳。

适用 老年人支气管炎。

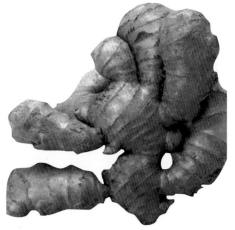

生姜

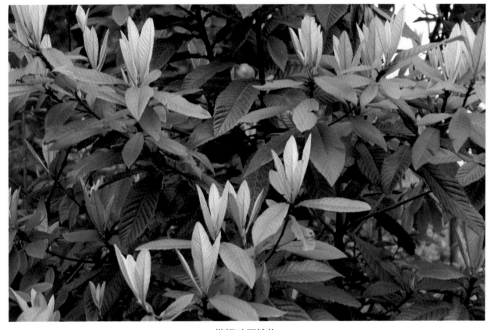

枇杷叶原植物

蜂蜜土豆粥

原料　土豆（不去皮）300克，蜂蜜适量。

制法　土豆洗净、切块，用水煮成粥状，服时加蜂蜜调匀。

用法　每日2次。

功效　养胃益阴。

适用　慢性胃炎属胃阴不足者。

蜂蜜黑木耳

原料　蜂蜜250毫升，黑木耳250克，核桃仁、大枣各10枚，生姜20克，白酒100毫升。

制法　先将大枣去核；核桃仁及生姜分别捣烂；黑木耳泡发，切碎。将以上各味与
　　　酒、蜂蜜拌和在一起，静置10小时，然后放蒸笼内上锅蒸熟。

用法　每日服3～4次，每次15～20克。

功效　补虚，滋阴。

适用　孕产妇贫血。

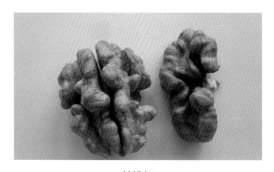

核桃仁

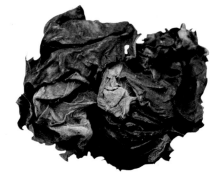

黑木耳

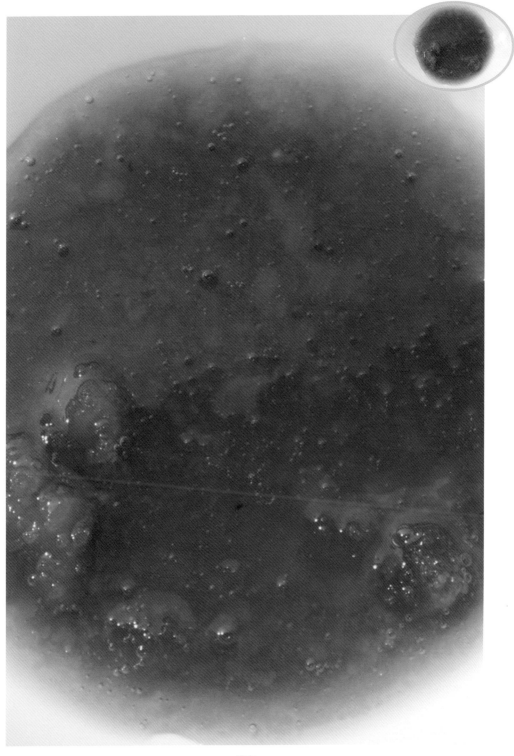

蜂蜜

蜜蜂

《本经·上品》

释名 蜡蜂（《纲目》）。

蜂子

| **气味** | 甘，平，微寒，无毒。

| **主治** | 头风，除蛊毒，补虚羸伤中。久服令人光泽，好颜色，不老。（《本经》）主丹毒风疹，腹内留热，利大小便涩，去浮血，下乳汁，妇人带下病。（藏器）大风疠疾。（时珍）

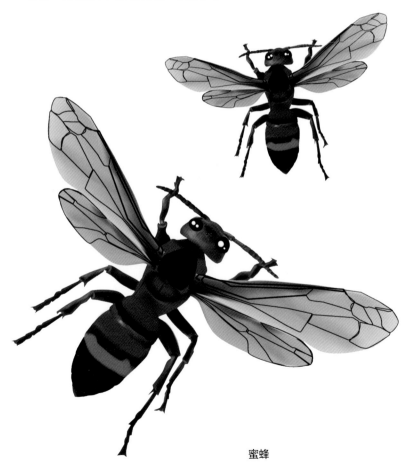

蜜蜂

| 附方 |

大风疠疾（须眉堕落，皮肉已烂成疮者） ◆ 用蜜蜂子、胡蜂子、黄蜂子（并炒）各一分，白花蛇、乌蛇（并酒浸，去皮、骨，炙干）、全蝎（去土，炒）、白僵蚕（炒）各一两，地龙（去土，炒）半两，蝎子（全者，炒）、赤足蜈蚣（全者，炒）各十五枚，丹砂一两，雄黄（醋熬）一分，龙脑半钱，上为末。每服一钱匕，温蜜汤调下，日三五服。（《圣济总录》）

| 别名 | 无。

| 来源 | 为蜜蜂科动物中华蜜蜂、意大利蜂等的全虫。

| 形态特征 | 中华蜜蜂，蜂群由工蜂、蜂王及雄蜂组成。工蜂全体被黄褐色毛；头略呈三角形；胸部3节；翅2对，膜质透明；足3对，有采集花粉的构造；腹部圆锥状，有毒腺和螫针；腹下有蜡板4对，内有蜡腺，分泌蜡质。蜂王体最大，翅短小，腹部特长，生殖器发达，专营生殖产卵。雄蜂较工蜂稍大，头呈球形，尾无毒腺和螫针，足上无采贮花粉构造，腹无蜡板及蜡腺。意大利蜂，体似中华蜜蜂，但较之为大。

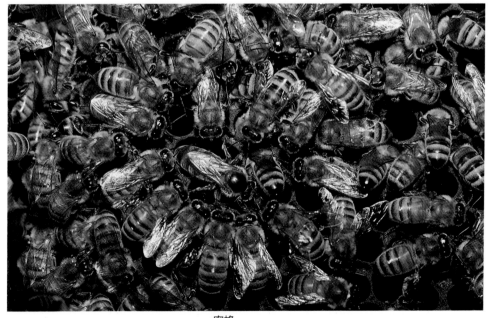

蜜蜂

性味归经	甘，平。归脾、胃经。
功效主治	祛风，解毒，杀虫，通乳。主治头风，麻风，丹毒，风疹，虫积腹痛，带下，产后乳少。
用法用量	内服：炒炙研末，1～2克。
使用禁忌	畏黄芩、芍药、牡蛎、白前。

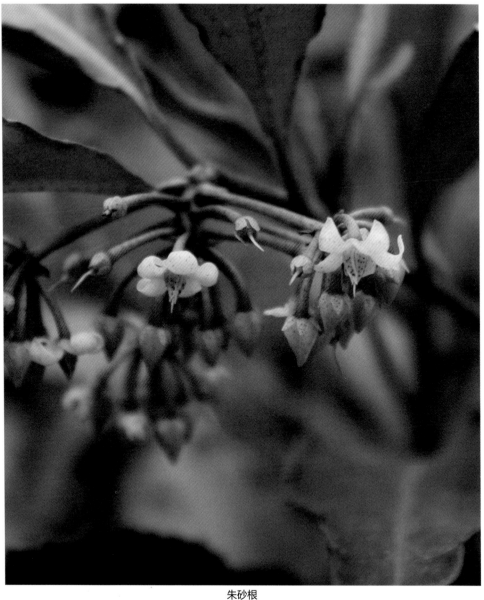

朱砂根

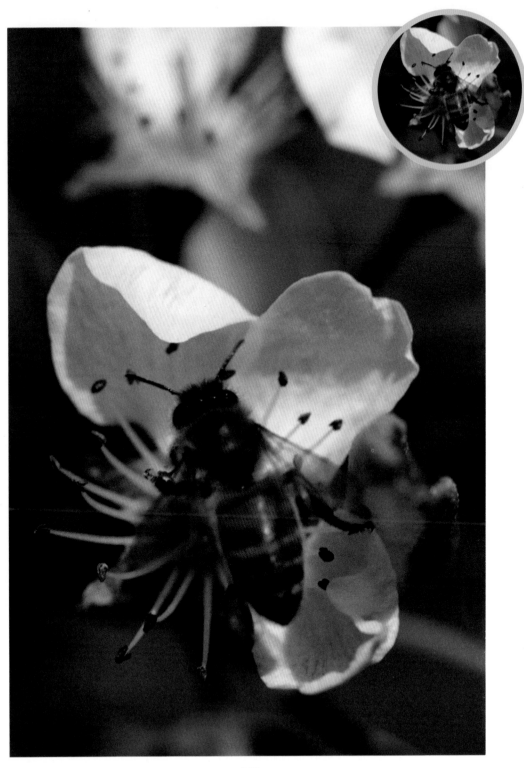

蜜蜂

土蜂

《别录》

释名 | 蜚零（《本经》）；马蜂。

蜂

| 主治 | 烧末，油和，瑶敷蜘蛛咬疮。藏器曰：此物能食蜘蛛，取其相伏也。

蜂子

| 气味 | 甘，平，有毒。

| 主治 | 痈肿。（《本经》）嗌痛。（《别录》）利大小便，治妇人带下。（《日华》）酒浸敷面，令人悦白。（时珍）

| 附方 |

面黑令白 ◆土蜂子未成头翅者，炒食，并以酒浸敷面。（《圣惠方》）

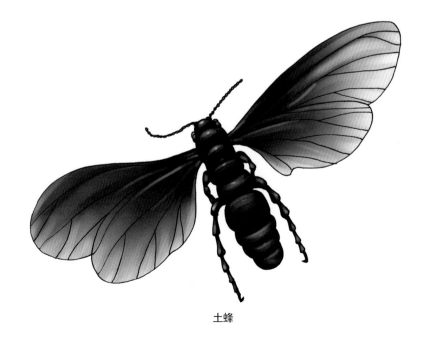

土蜂

蜂房

| **主治** | 痈肿不消。为末，醋调涂之，干更易之。不入服食。（《药性》）疗疔肿疮毒。（时珍）

| **附方** |

疗肿疮毒（已笃者，二服即愈，轻者一服立效） ◆用土蜂房一个，蛇蜕一条，黄泥固济，煅存性，为末。每服一钱，空心好酒下。少顷腹中大痛，痛止，其疮已化为黄水矣。（《普济方》）

| 别名 | 蜚零，马蜂。
| 来源 | 为土蜂科动物赤纹土蜂和胡蜂科动物环黄胡蜂的全虫。
| 形态特征 | 赤纹土蜂，体长15～24毫米，体黑色；头棕色，单眼3个，复眼肾形，唇基黑色，大颚发达，黑色，有3个黑色的齿，触角深褐色；中胸背板黑色，后小盾片三角形，足部股节黑色，胫节铁锈色，翅褐色；腹部第1～6节后缘红棕色，腹部具两个黄色斑点。环黄胡蜂，体较大，长约17毫米；头略呈卵圆形，复眼2个，单眼呈倒三角形，排列于两复眼顶部之间，触角1对；前胸背板黑色，但沿中胸背板处为黄色，光滑；中胸背板黑色；翅基片棕色，翅呈棕色；腹部3～6节背板全呈棕色，3～5节两侧隐有暗斑。
| 性味归经 | 辛，温，有毒。归肺经。
| 功效主治 | 解毒止痛。主治痈肿作痛，蜘蛛咬伤，蜈蚣咬伤，蝎子螫伤。
| 用法用量 | 外用：适量，研末调敷。
| 使用禁忌 | 畏黄芩、芍药、牡蛎。
| 精选验方 |
蜘蛛咬伤： 土蜂烧末，油和敷于咬处。

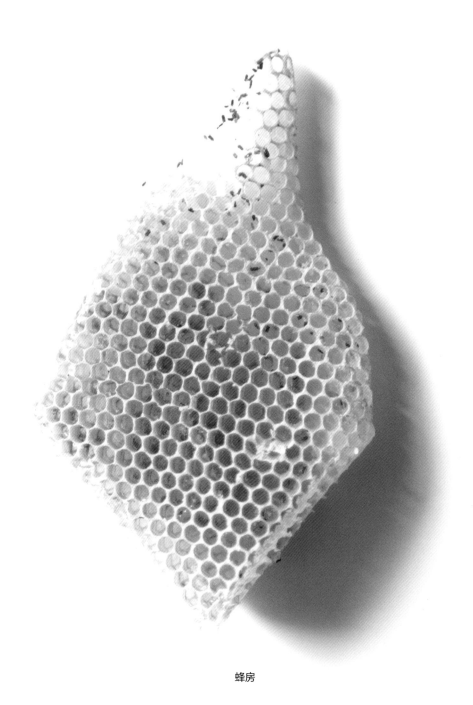

蜂房

大黄蜂

《别录》

释名 | 黑色者名胡蜂（《广雅》）；壶蜂（《方言》）；玄瓠蜂。

蜂子

| **气味** | 甘，凉，有小毒。

| **主治** | 心腹胀满痛，干呕，轻身益气。（《别录》）治雀卵斑，面疱。（时珍）

| **附方** |

雀斑面疱 ◆七月七日取露蜂子，于漆碗中水酒浸过，滤汁，调胡粉敷之。（《普济方》）

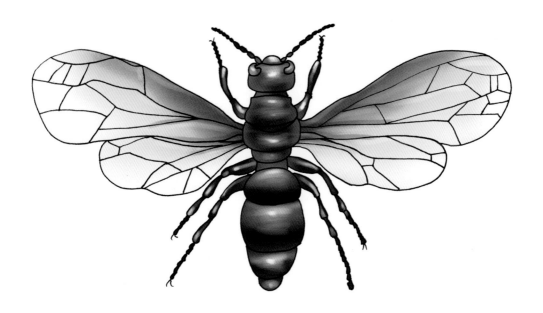

大黄蜂

别名	胡蜂。
来源	为胡蜂科昆虫大黄蜂的全虫。
形态特征	触角、翅和跗节为橘黄色；体乌黑发亮，有黄条纹和成对的斑点；口器为嚼吸式，触角具12或13节；通常有翅，胸腹之间以纤细的腰部相连。雌蜂具可怕的螫刺。
性味归经	甘，凉，有小毒。
功效主治	定痛，驱虫，消肿解毒。主治惊痫，风痹，乳痈，牙痛，顽癣，癌症等。
用法用量	内服：煎汤或研末。
使用禁忌	不宜久服。体虚者慎服。
精选验方	

酊齼： 露蜂房子，于漆杯中渍取汁重滤绞之，以和胡粉涂。

实用药膳

胡蜂子酒

原料　胡蜂子（活）40克，高粱酒1 000毫升。

制法　将活胡蜂子浸入高粱酒中，密封1个月。

用法　每日3次，每次10毫升，饭后服。连服20日为1个疗程。

功效　消炎，消肿解毒。

适用　慢性鼻窦炎、风湿性关节炎。

露蜂房

《本经·中品》

释名 | 蜂肠（《本经》）；百穿《别录》；紫金沙。

气味 | 苦，平，有毒。

主治 | 惊痛，寒热邪气，癫疾，鬼精蛊毒，肠痔。火熬之良。（《本经》）疗蜂毒、毒肿。合乱发、蛇皮烧灰，以酒日服二方寸匕，治恶疽、附骨痈，根在脏腑，历节肿出，疔肿恶脉诸毒皆瘥。（《别录》）

附方

小儿卒痫 ◆ 大蜂房一枚，水三升，煮浓汁浴之，日三四次佳。（《千金方》）

脐风湿肿（久不瘥者） ◆ 蜂房烧末，敷之效。（《子母秘录》）

手足风痹 ◆ 黄蜂窠大者一个（小者三四个）烧灰，独头蒜一碗，百草霜一钱半，同捣敷上。一时取下，埋在阴处。忌生冷、荤腥。（《乾坤秘韫》）

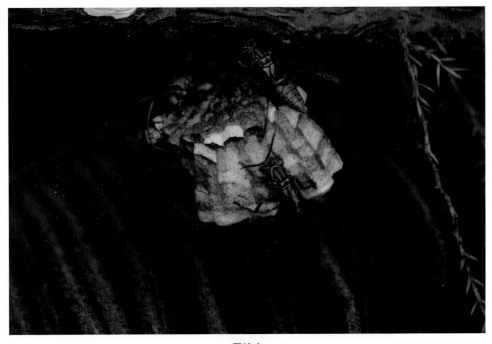

露蜂房

风气瘙痒（及瘾疹） ◆ 蜂房（炙）、蝉蜕等份，为末。酒服一钱，日三服。或用露蜂房煎汁二升，入芒硝敷之，日五次。（《梅师方》）

风热牙肿（连及头面） ◆用露蜂房烧存性，研末，以酒少许调，噙漱之。（《十便良方》）

喉痹肿痛 ◆露蜂房灰、白僵蚕等份，为末。每乳香汤服半钱。或用蜂房烧灰，每以一钱吹入喉内。不拘大人、小儿。（《食医心镜》）

舌上出血（窍如针孔） ◆用紫金沙（即露蜂房顶上实处）一两，贝母四钱，芦荟三钱，为末，蜜和丸雷丸大。每用一丸，水一小盏，煎至五分，温服。吐血，温酒调服。（《云台方》）

崩中漏下（五色，使人无子） ◆ 蜂房末三指撮，温酒服之，大神效。（《张文仲方》）

小儿下痢（赤白者） ◆ 蜂房烧末，饮服五分。（《子母秘录》）

小儿咳嗽 ◆蜂房二两，洗净烧研。每服一字，米饮下。（《胜金方》）

二便不通 ◆蜂房烧末，酒服二三钱，日二服。不拘大人、小儿。（《子母秘录》）

阴痿不兴 ◆蜂窠烧研，新汲井水服二钱，可御十女。（《岣嵝神书》）

阴毒腹痛 ◆露蜂房三钱（烧存性），葱白五寸，同研为丸。男左女右，着手中，握阴卧之，汗出即愈。

寸白蛔虫 ◆蜂窠烧存性，酒服一匙。虫即死出。（《生生编》）

药毒上攻 ◆用蜂房、甘草等份，麸炒黄色，去麸为末。水二碗，煎八分，临卧顿服。明日取下恶物。（《经验方》）

鼻外齇瘤（脓水血出） ◆蜂房炙研，酒服方寸匕，日三服。（《肘后方》）

头上疮癣 ◆蜂房研末，腊猪脂和，涂之效。（《圣惠方》）

软疖频作 ◆露蜂房二枚（烧存性）。以巴豆二十一粒、煎清油二三沸，去豆。用油调敷，甚效。（《唐氏得效方》）

女人妒乳（乳痈汁不出，内结成肿，名妒乳） ◆ 用蜂房烧灰，研。每服二钱，水一小盏，煎六分，去渣温服。（《济众方》）

风瘘不合 ◆露蜂房一枚，炙黄研末。每以一钱，腊猪脂和涂。（《肘后方》）

下部漏痔 ◆大露蜂房（烧存性）研，掺之。干则以真菜子油调。（《唐氏经验方》）

蜂螫肿疼 ◆蜂房为末，猪膏和敷。或煎水洗。（《千金方》）

别名	蜂巢、野蜂房、露蜂房、马蜂窝、草蜂子窝、长脚蜂窝。
来源	本品为胡蜂科昆虫果马蜂、日本长脚胡蜂或异腹胡蜂的巢。
形态特征	完整者呈盘状、莲蓬状或重叠形似宝塔状，商品多破碎呈不规则的扁块状。大小不一，表面灰白色或灰褐色。腹面有多数整齐的六角形房孔，孔径3~4毫米或6~8毫米；背面有1个或数个黑色突出的柄。
性味归经	甘，平，有毒。归肝、肺经。
功效主治	补虚，除湿，舒筋活络。主治虚热不退，肾炎水肿，风湿性关节疼痛，湿疹。
用法用量	外用：研末调敷或煎水熏洗。内服：煎汤，4~7.5克；或烧存性研末。
使用禁忌	气血虚弱者慎服。
精选验方	

①**扁桃体炎：**生蜂房末5克。水煎服，每日2次。

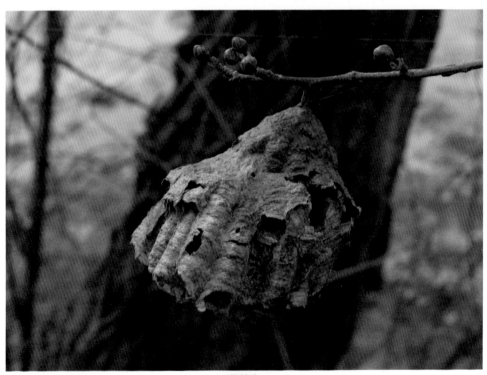

露蜂房

②**阳痿：**蜂房、雄蚕蛾、黄精各适量。研末，每次6克，白酒送服。

③**牙痛（不可忍）：**露蜂房、白蒺藜、细辛、花椒、艾叶、荆芥、葱头、白芷各等份。锉碎，入口噙漱良久。

④**头癣：**露蜂房一个，蜈蚣二条，明矾适量。将明矾研末，入蜂房孔中，连同蜈蚣置瓦片上文火烤焦，共研细末，麻油调涂外擦。

⑤**乳腺增生：**露蜂房、芒硝、天南星各20克，乳香、没药各15克。共研细末，凡士林调敷患处1小时，每日1次。

⑥**细菌性痢疾：**蜂窝焙干，研细末，每次1～2分，每日3次，温开水送服。连服4～7日。

⑦**月经不调及不孕症：**蜂房、益母草各30克，王不留行12克，红花10克。共研末，每次10克，每日3次。

⑧**慢性肾炎：**蜂房10克，车前草、益母草各30克，六月雪20克，龙葵12克，甘草5克。水煎服，每日2次。

⑨**慢性支气管炎：**蜂房60克，沙参、黄精、川贝母各30克，附片6克，蛤蚧1对。

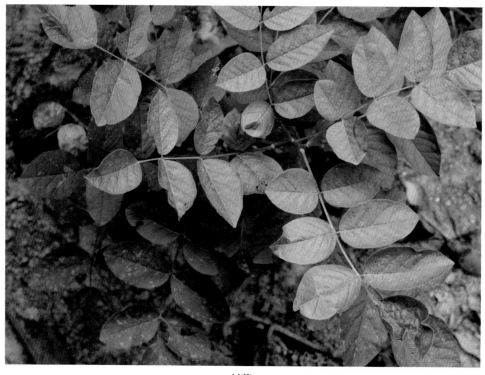

甘草

共研末，每次5克，每日3次。

⑩ **口腔炎**：露蜂房30克，枯矾9克，香油少许。先将露蜂房剪碎后炒焦，与枯矾一起研成细末，用香油调和敷于患处。

| 实用药膳 |

露蜂房甘草汤

原料 露蜂房30克，甘草5克。

制法 先把露蜂房和甘草分别去杂物，清洗干净，晒干或晾干，再将露蜂房切成碎末，甘草切成片，一同放入砂锅内，加水浸泡片刻，用大火煮沸后，改用中火煎煮30分钟左右，用洁净的纱布过滤取汁，即可。

用法 分早晚2次服用。

功效 消炎止痛。

适用 各种类型的急性乳腺炎。

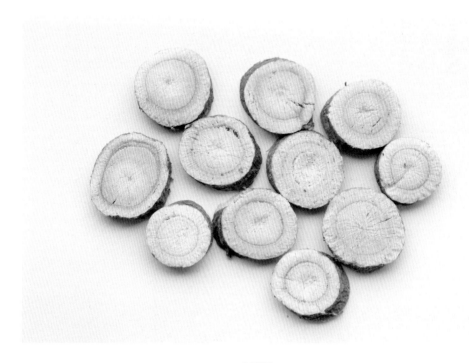

甘草片

蜂房酒

原料　露蜂房150克，苦参2千克，高粱米15千克。

制法　将上两药细锉后，用水15千克，煮取6千克，去滓，再煮取2.5千克；将高粱米煮熟，入药汁溶拌。如平常酿酒法，待酒熟后压去糟。

用法　每餐饭前温服10毫升。

功效　疏风止痒，利湿杀虫。

适用　乌癞等。

露蜂房散酒

原料　露蜂房、黄酒各少许。

制法　将露蜂房研末，每服取药末三指撮放入小碗内，冲入黄酒适量，调匀服下。

用法　每日2次，每次10毫升。

功效　祛风，攻毒。

适用　崩中漏下，青黄赤白，无子（不孕）。

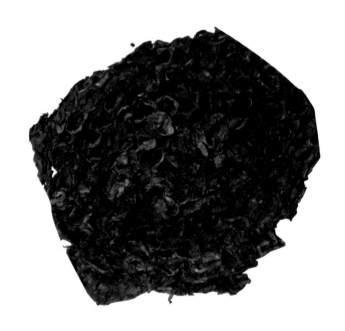

露蜂房

蜂房豆腐汤

原料　露蜂房（有仔者）10克，豆腐50克，白糖20克。

制法　露蜂房加水100毫升煮30分钟，滤渣取汁，入豆腐、白糖，再煮10分钟。

用法　饮汤吃豆腐，每日1剂，分2次服。

功效　润肺止咳。

适用　百日咳痉咳期偏热者。

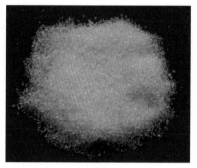
白糖

露蜂房山甲汤

原料　露蜂房、穿山甲各9克，石见穿、王不留行、莪术、黄芪、当归各15克，三七粉3克（吞）。

制法　将前7味以适量水煎取药汤汁；服药时加入三七粉。

用法　每日1剂，分2次服。

功效　益气，活血，解毒。

适用　乳腺癌。

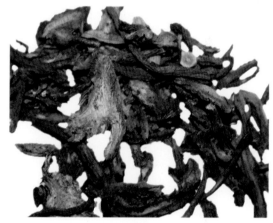
当归

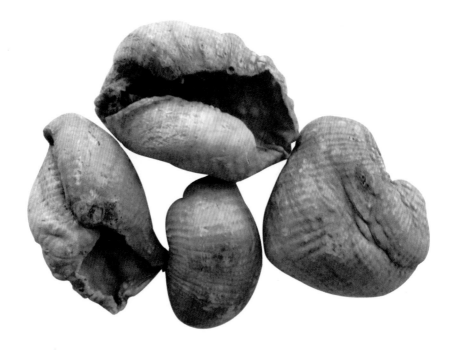

穿山甲饮片

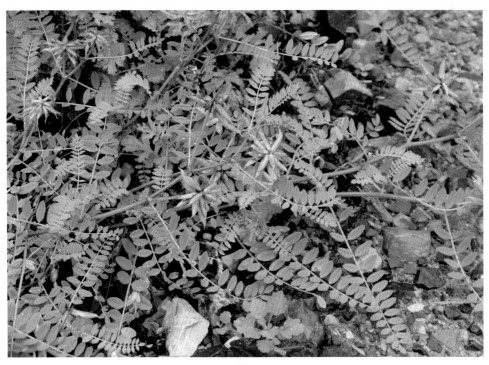

黄芪

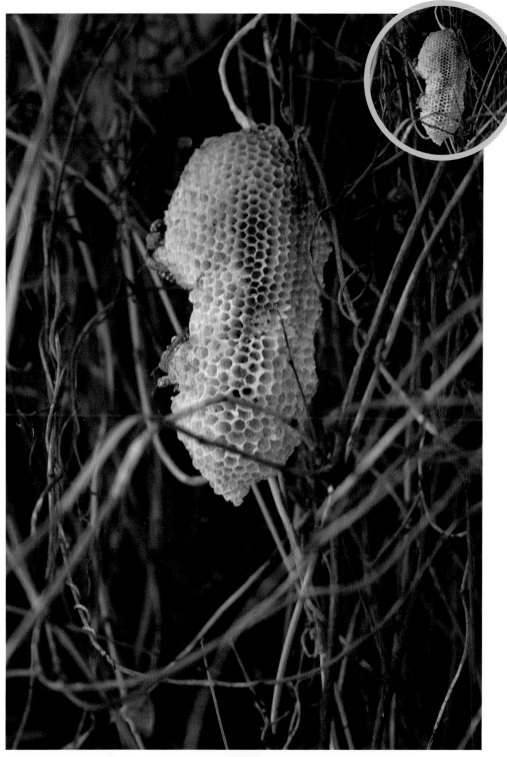

露蜂房

螳螂、桑螵蛸

《本经·上品》

释名 | 蚚螂；刀螂（《纲目》）；拒斧（《说文》）；不过（《尔雅》）；蚀肬；其子房名螵蛸；致神（《别录》）。

螳螂

| **主治** | 小儿急惊风，搐搦，又出箭镞。生者能食疣目。（时珍）

| **附方** |

惊风定搐 ◆ 用螳螂一个，蜥蜴一条，赤足蜈蚣一条，各中分之，随左右研末。记定男用左，女用右。每以一字吹鼻内，搐之。吹左即左定，吹右即右定也。（《普济方》）

箭镞入肉不可拔者 ◆ 用螳螂一个，巴豆半个，同研，敷伤处。微痒且忍，极痒乃撼拔之。以黄连、贯众汤洗拭，石灰敷之。

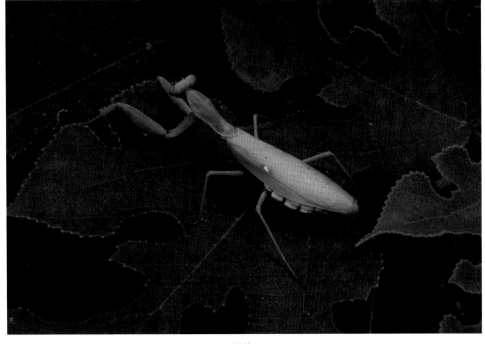

螳螂

桑螵蛸

| 气味 | 咸、甘，平，无毒。

| 主治 | 伤中，疝瘕，阴痿，益精生子，女子血闭腰痛，通五淋，利小便小道。（《本经》）疗男子虚损，五脏气微，梦寐失精遗溺。久服益气养神。（《别录》）

| 附方 |

遗精白浊（盗汗虚劳） ◆ 桑螵蛸（炙）、白龙骨等份，研为细末。每服二钱，空心用盐汤送下。（《外台秘要》）

小便不通 ◆ 桑螵蛸（炙黄）三十枚，黄芩二两，水煎。分二服。（《圣惠方》）

妇人胞转（小便不通） ◆ 用桑螵蛸炙为末，饮服方寸匕，日用二。（《产书》）

妇人遗尿 ◆ 桑螵蛸酒炒为末，姜汤服二钱。（《千金翼方》）

妊娠遗尿（不禁） ◆ 桑螵蛸十二枚，为末。分二服，米饮下。（《产乳书》）

产后遗尿（或尿数） ◆ 桑螵蛸（炙）半两，龙骨一两，为末。每米饮服二钱。（《徐氏胎产方》）

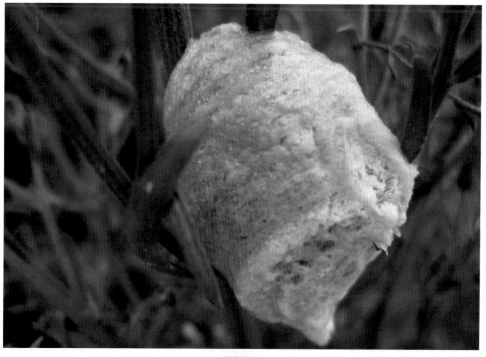

桑螵蛸

咽喉肿塞 ◆ 桑上螳螂窠一两（烧灰），马屁勃半两，研匀，蜜丸梧桐子大。煎犀角汤，每服三五丸。（《伤寒总病论》）

咽喉骨鲠 ◆ 桑螵蛸醋煎，呷之。（《经验良方》）

底耳疼痛 ◆ 桑螵蛸一个（烧存性），麝香一字，研末。每用半字掺入，神效。有脓先缴净。（《经验方》）

小儿软疖 ◆ 桑螵蛸（烧存性）研末，油调敷之。（《危氏得效方》）

别名	螵蛸、螳螂蛋、螳蚰壳、螳螂子、刀螂子。
来源	本品为螳螂科昆虫大刀螂、小刀螂或巨斧螳螂的干燥卵鞘。以上三种分别习称"团螵蛸""长螵蛸"及"黑螵蛸"。
形态特征	大刀螂，体形比较大，约长8厘米，黄褐色或绿色；头三角形，前胸背后板、肩部较发达，后部至前肢基部稍宽，前胸细长；前翅革质，前缘带绿色，末端有较明显的褐色翅脉；后翅比前翅稍长，有深浅不等的黑褐色斑点散布其间；雌虫腹部特别膨大；足3对，前胸足粗大，镰刀状，中足和后足细长。南方刀螂，体中等大小，细长，体绿色、黄褐色或浅灰褐色；头三角形，触角丝状，复眼大而突出，单眼3个，红棕色，呈品字形排列；前胸长，前胸背板两侧几平行，中间有一浅纵沟；翅淡绿色、黄褐色或浅灰褐色，半透明；前足腿节三角形，两前足基部中央有一明显的橘红色斑纹，中足和后足细长。小刀螂，体中等大小，长4.8～6.5厘米，色灰褐色至暗褐色，有黑褐色不规则的刻点散布其间；头部稍大，呈三角形；前胸背细长，侧缘细齿排列明显，侧角部的齿稍特殊；前翅革质，末端钝圆，带黄褐色或红褐色，有污黄色斑点，后翅翅脉为暗褐色；前胸足腿节内侧基部及胫节内侧中部各有一大形黑色斑纹。文腹螳螂，体中等大小，绿色；头三角形，触角丝状；复眼发达，单眼3个；前胸粗短，前半部两侧扩大，最大宽度为最狭处的2倍；两侧有明显的小齿；前翅革质，狭长如叶片状，外缘及基部青绿色，中部透明，外缘中间有淡黄色斑块，后翅膜质；前足镰刀状，基节下缘有4个齿，中足和后足细长。

性味归经	甘、咸，平。归肝、肾、膀胱经。
功效主治	固精缩尿，补肾助阳。主治遗精，早泄，阳痿，遗尿，尿频，小便失禁，白浊，带下。
用法用量	内服：煎汤，5~10克；研末，3~5克；或入丸剂。外用：适量，研末撒或油调敷。
使用禁忌	阴虚火旺或膀胱有热者慎服。

精选验方

①**细菌性阴道炎**：桑螵蛸8克，海螵蛸、关沙苑、鹿角霜、金樱子各15克，白术10克。水煎取汤汁。每日1剂。

②**遗尿**：桑螵蛸30克，人参、蓬米各10克，覆盆子、大枣各20克，益智仁、山茱萸、山药、杜仲各15克。水煎取药汁。分3次服，每日1剂，10日为1个疗程。

③**肾虚**：桑螵蛸、旱莲草、熟地黄、枸杞子、党参、黄芪各15克，女贞子、菟丝子各12克，当归6克，王不留行、益智仁、锁阳各10克，土茯苓24克。水煎2次。分2次服，每日1剂。

实用药膳

益精补肾汤

原料　桑螵蛸、苍术、（制）何首乌各15克，菟丝子、补骨脂各10克，覆盆子30克。

制法　将药煎汤取药汁。

用法　每日分2次服。

功效　补肾暖脾，填髓益精。

适用　脾肾阳气不足，精髓亏虚所致精子稀少、活动率低下之男性不育症。

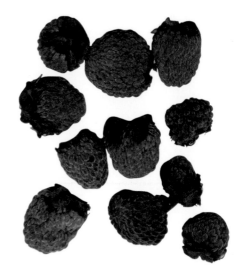

覆盆子

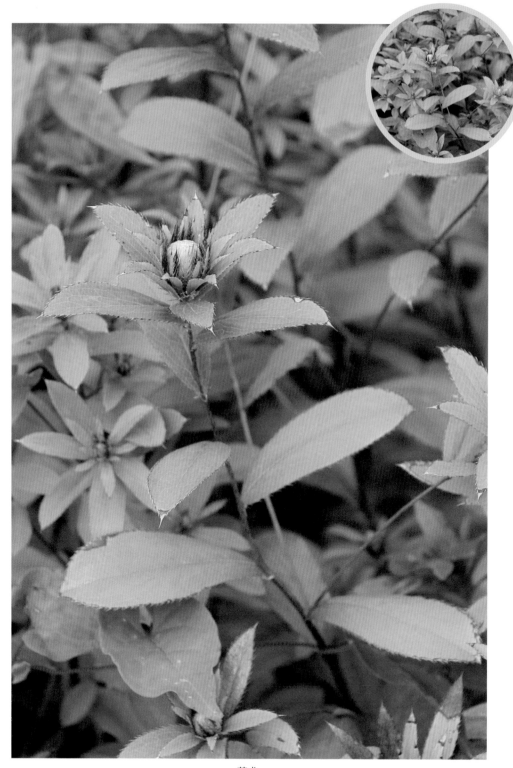

苍术

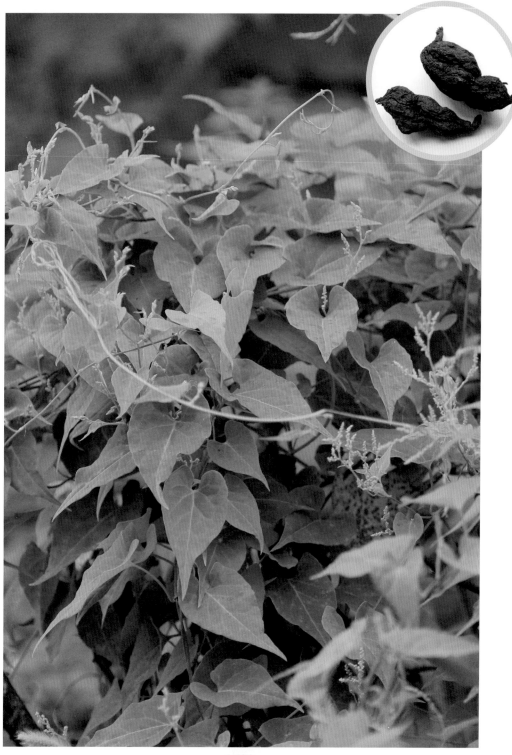

何首乌

桑螵蛸高粱米粥

原料 桑螵蛸20克，高粱米50～100克。

制法 将桑螵蛸用清水煎熬3次，过滤后收集药液500毫升；将高粱米淘洗干净，放入锅内，掺入桑螵蛸药汁，置火上煮成粥，至米烂粥即成。

用法 每日2次，早晚温服。

功效 健脾补肾，止遗尿。

适用 肾气不足、营养失调、小儿遗尿、小便频数等。

益智桑螵猪脬汤

原料 桑螵蛸15克，益智仁30克，猪脬1个，味精、盐各少许。

制法 先将猪脬用清水清洗干净；益智仁、桑螵蛸用纱布袋装好，扎紧口备用。将药袋与猪脬一同放入砂锅中，加入适量的清水，先用武火烧开，再以文火慢炖，至猪脬熟烂后除去药袋，加入味精、盐调味即成。

用法 佐餐食用。

功效 补肾固精，缩尿止带。

适用 肾气不固所致的遗精早泄、小便频数、遗尿、夜尿多，或小便淋沥不尽、失禁，妇女带下不止等。

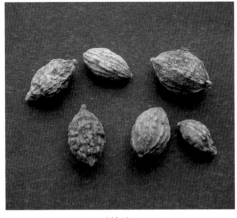

益智仁

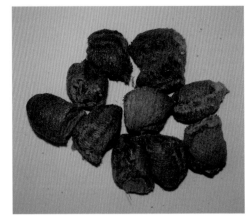

桑螵蛸

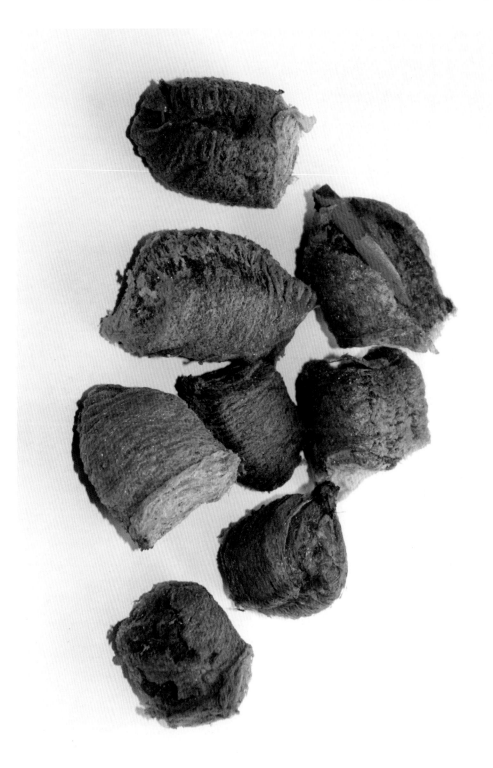

桑螵蛸

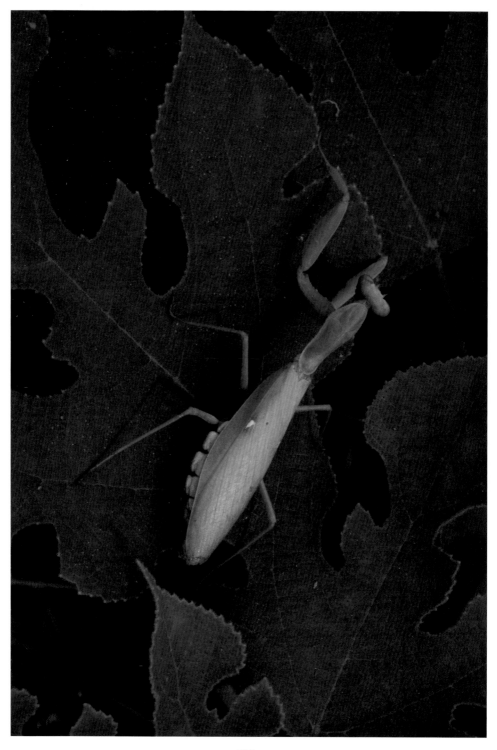

螳螂

蚕
《本经·中品》

释名 | 自死者名白僵蚕。时珍曰：蚕从朁，象其头身之形；从蚰，以其繁也。俗作蚕字者，非矣。

白僵蚕

| 气味 | 咸、辛，平，无毒。

| 主治 | 小儿惊痫夜啼，去三虫，灭黑䵟，令人面色好，男子阴痒病。（《本经》）女子崩中赤白，产后腹痛，灭诸疮瘢痕。为末，封疔肿，拔根极效。（《别录》）散风痰结核瘰疬，头风，风虫齿痛，皮肤风疮，丹毒作痒，痰疟癥结，妇人乳汁不通，崩中下血，小儿疳蚀鳞体，一切金疮，疔肿风痔。（时珍）

| 附方 |

小儿惊风 ◆ 白僵蚕、蝎梢等份，天雄尖、附子尖各一钱，微炮为末。每服一字，或半钱，以姜汤调灌之，甚效。（《寇氏本草衍义》）

风痰喘嗽（夜不能卧） ◆ 白僵蚕（炒研）、好茶末各一两，为末。每用五钱，卧时泡沸汤服。（《瑞竹堂方》）

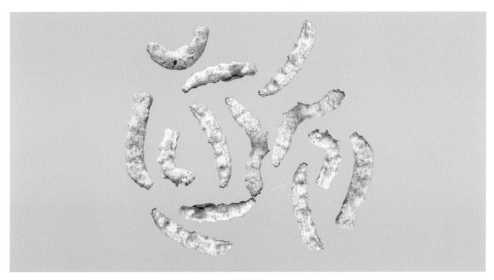

白僵蚕

酒后咳嗽◆白僵蚕焙研末，每茶服一钱。（《怪证奇方》）

喉风喉痹◆用白僵蚕（炒）、白矾（半生半烧）等份，为末。每以一钱，用自然姜汁调灌，得吐，顽疾立效。小儿加薄荷、生姜少许，同调。一方用白梅肉和丸，绵裹含之，咽汁。

急喉风痹◆用白僵蚕、天南星等份，生研为末。每服一字，姜汁调灌，涎出即愈。后以生姜炙过，含之。

卒然头痛◆白僵蚕为末。每用熟水下二钱，立瘥。（《斗门方》）

牙齿疼痛◆白僵蚕（直者）、生姜同炒赤黄色，去姜为末。以皂角水调擦之，即止。（《普济方》）

风虫牙痛◆白直僵蚕（炒）、蚕蜕（纸烧）等份为末，擦之。良久，以盐汤漱口。（《直指方》）

疟疾不止◆白僵蚕（直者）一个，切作七段，绵裹为丸，朱砂为衣，作一服。日未出时，面向东，用桃、李枝七寸煎汤，吞下。（《御药院方》）

面上黑黯◆白僵蚕末，水和搽之。（《圣惠方》）

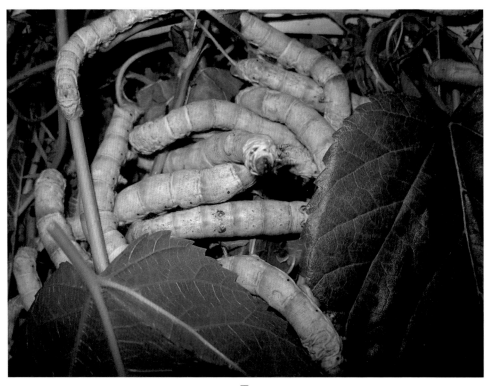

蚕

粉滓面黚（令人面色好）◆ 用白僵蚕、黑牵牛，细研等份为末，如澡豆，日用之。（《斗门方》）

小儿鳞体（皮肤如蛇皮鳞甲之状，由气血否涩，亦曰胎垢，又曰蛇体）◆ 白僵蚕去嘴为末，煎汤浴之。一加蛇蜕。（《保幼大全》）

小儿久疳（体虚不食。诸病后天柱骨倒，医者不识，谓之五软者）◆ 用白僵蚕（直者）炒研。每服半钱，薄荷酒下。名金灵散。（《郑氏方》）

小儿口疮（通白者）◆ 白僵蚕炒黄，拭去黄肉、毛，研末，蜜和敷之，立效。（《小儿宫气方》）

风痔肿痛（发、歇不定者）◆ 白僵蚕二两，洗锉，炒黄为末，乌梅肉和丸梧桐子大。每姜蜜汤空心下五丸，妙。（《胜金方》）

乳汁不通◆ 白僵蚕末二钱，酒服。少顷，以脂麻茶一盏投之，梳头数十遍，奶汁如泉也。（《经验方》）

崩中下血（不止）◆ 用白僵蚕、衣中白鱼等份，为末。井华水服之，日二。（《千金方》）

乌烂死蚕（《拾遗》）

| **气味** | 有小毒。

| **主治** | 蚀疮有根者，及外野鸡病，并敷之。白死者主白游疹，赤死者主赤游疹。（藏器）

蚕蛹

| **主治** | 炒食，治风及劳瘦。研敷瘑病㿋疮恶疮（大明）。为末饮服，治小儿疳瘦，长肌退热，除蛔虫。煎汁饮，止消渴。（时珍）

| **附方** |

消渴烦乱◆蚕蛹二两，以无灰酒一中盏，水一大盏，同煮一中盏，温服。（《圣惠方》）

蚕茧（已出蛾者）

| 气味 | 甘，温，无毒。

| 主治 | 烧灰酒服，治痈肿无头，次日即破。又疗诸疳疮，及下血、血淋、血崩。煮汁饮，止消渴反胃，除蛔虫（时珍）。

| 附方 |

痘疮疳蚀（脓水不绝） ◆ 用出了蚕蛾的茧，以生白矾末填满，煅枯为末，擦之甚效。（《陈文中小儿方》）

口舌生疮 ◆ 蚕茧五个，包蓬砂，瓦上焙焦为末，抹之。

大小便血（肠风，大小便血，淋沥疼痛） ◆ 用茧黄、蚕蜕纸（并烧存性），晚蚕沙、白僵蚕（并炒）等份为末，入麝香少许。每服二钱，用米饮送下，日三服，甚效。（《圣惠方》）

反胃吐食 ◆ 蚕茧十个煮汁，烹鸡子三枚食之，以无灰酒下，日二服，神效。或以缫丝汤煮粟米粥食之。（《普济方》）

蚕蜕

| 释名 | 马明退（《嘉祐本草》）；佛退。

| 气味 | 甘，平，无毒。

| 主治 | 血病，益妇人。（《嘉祐本草》）治目中翳障及疳疮。（时珍）

蚕连

| 主治 | 吐血鼻洪，肠风泻血，崩中带下，赤白痢。敷疔肿疮。（《日华》）牙宣牙痛，牙痛牙疳，头疮喉痹，风癫狂祟，蛊毒药毒，沙证腹痛小便淋闷，妇人难产及吹乳疼痛。（时珍）

| 附方 |

吐血不止 ◆ 蚕连纸烧存性，蜜和丸如芡实大。含化咽津。（《集验方》）

牙宣牙痛（及口疮） ◆ 用蚕连纸烧灰，干敷之。（《集验方》）

风虫牙痛 ◆蚕纸烧灰擦之。良久，盐汤漱口。（《直指方》）

一切疳疮 ◆马明退（烧灰）三钱，轻粉、乳香少许。先以温浆水洗净，敷之。（《儒门事亲》）

小儿头疮 ◆蚕蜕纸烧存性，入轻粉少许，麻油调敷。（《圣惠方》）

熏耳治聋 ◆蚕蜕纸作捻，入麝香二钱，入笔筒烧烟熏之。三次即开。

癫狂邪祟 ◆以蚕纸烧灰，酒、水任下方寸匕。亦治风癫。（《肘后方》）

小便涩痛不通 ◆用蚕蜕纸烧存性，入麝香少许，米饮每服二钱。（《王氏博济方》）

热淋如血 ◆蚕种烧灰，入麝香少许，水服二钱，极效方也。（《卫生家宝》）

崩中不止 ◆蚕故纸一张（剪碎炒焦）、槐子（炒黄）各等份，为末。酒服立愈。（《卫生易简方》）

吹奶疼痛 ◆马明退烧灰一钱五分，轻粉五分，麝香少许，酒服。（《儒门事亲》）

妇人难产 ◆蚕布袋一张，蛇蜕一条，入新瓦中，以盐泥固，煅为末。以榆白皮汤调服。（《集成方》）

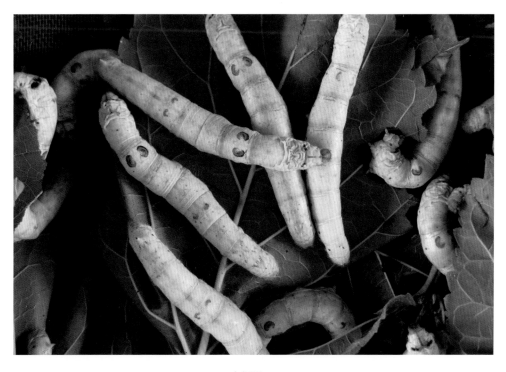

白僵蚕

妇人断产 ◆蚕子故纸一尺，烧为末，酒服。终身不产。（《千金方》）

痔漏下血 ◆蚕纸半张，碗内烧灰，酒服自除。（《奚囊备急方》）

别名	僵蚕、天虫、僵虫、白僵虫。
来源	为蚕蛾科动物家蚕蛾的幼虫感染白僵菌而僵死的全虫。
形态特征	呈圆柱形，多弯曲而皱缩。长2～5厘米，直径4～7毫米。表面灰白色或现浅棕色，多被有白色粉霜。头、足及各节均清晰可辨。体外常杂有丝团缠绕。头部黄褐色，类圆形。足8对，呈突起状。质硬而脆，易折断；断面平坦，色棕、黑不一，多光亮，外层为白色，显粉性，内有4个褐色的亮圈。
性味归经	辛、咸，平。归心、肝、脾、肺经。
功效主治	祛风解痉，化痰散结，清热解毒，燥湿。主治风湿痹痛，头风，头痛，皮肤瘙痒，腰腿冷痛，腹痛吐泻等。
用法用量	内服：煎汤，7.5～15克；或入丸、散。外用：研末撒或调敷。
使用禁忌	凡中风口噤，小儿惊痫夜啼，由于心虚神魂不宁，血虚经络劲急所致，而无外邪为病者忌之。女子崩中，产后余痛，非风寒客入者，也不宜用。

精选验方

①**肠息肉**：白僵蚕、乌梅肉各25克，蜂蜜适量。将乌梅肉炒焦，白僵蚕炒黄色，共研细末，用蜂蜜炼丸每5克重。每次空腹服1丸，每日3次，白开水冲下。

②**小儿喘息性支气管炎**：白僵蚕、制白附子、制天南星、制半夏、地龙各10克，陈皮12克。共水煎服。

③**小儿百日咳**：白僵蚕、地龙各10克，甘草、钩藤（后下）各12克，蝉蜕6克，蜈蚣1克（研末）。前5味水煎取汁，冲蜈蚣末服。每日1剂，分3～4次服。

④**偏正头风，夹头风，两穴太阳痛**：用白僵蚕为末，葱茶调服1匙。又方：用白僵蚕、高良姜，等份为末。每服5克，临卧时茶送下，每日2次。

⑤**产后缺乳**：白僵蚕6克，黑芝麻60克，红糖适量。白僵蚕研细末，芝麻捣碎，加红糖混匀，杯内倒沸水，加盖闷10分钟。每日1次，空腹顿服。

⑥**诸风抽搐，口眼㖞斜**：白僵蚕、白附子、全蝎各等份。共研细末，每服6克，

黄酒送下。

⑦ **失眠：** 白僵蚕、远志各10克，姜黄、蝉蜕各6克，天竺黄3克，合欢皮15克。水
煎服，每日1剂。

| 实用药膳 |

僵蚕莲藕汤

原料　莲藕500克，僵蚕7个，红糖120克。

制法　将莲藕切碎与僵蚕同煮，沸后加入适量红糖。

用法　每日1剂，连用8剂。

功效　祛风，清热解毒。

适用　血虚型痔疮。

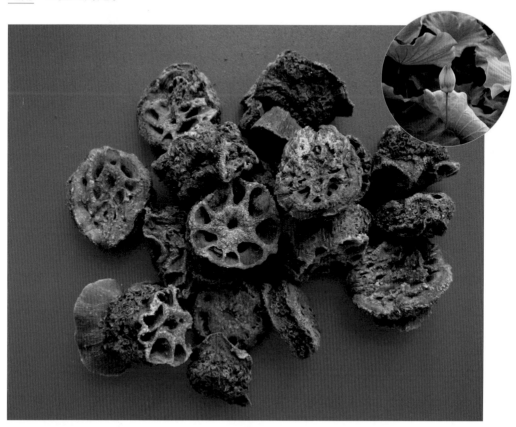

藕节

僵蚕黑豆酒

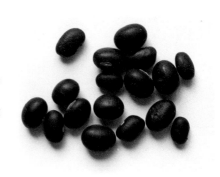

黑豆

原料 僵蚕、黑豆各250克，白酒1 000毫升。

制法 将黑豆炒焦，用酒淋透后绞去渣，将酒汁倒入广口瓶中，加入僵蚕，盖严，浸泡5～7日即成。

用法 每日2次，温服，饮至50毫升。

功效 祛风。

适用 产后卒中诸病。

僵蚕防风汤

原料 僵蚕、地肤子、防风、紫草、牡丹皮各12克，苦参、赤芍各10克，连翘15克。

制法 将上药水煎取药汁。

用法 每日1剂，分2次服。

功效 疏风清热，凉血消斑。

适用 过敏性紫癜。

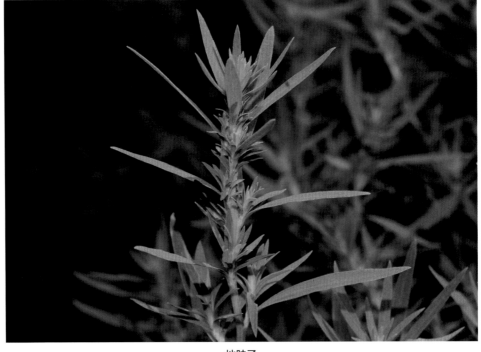

地肤子

蚕蛹酒

原料　蚕蛹100克，米酒500毫升。

制法　蚕蛹浸入米酒中，静置1个月后即成。

用法　每日2次，每次20毫升。

功效　安神助眠，除烦。

适用　失眠心烦。

草蚕酒

原料　蚕茧3克，酒适量。

制法　将蚕茧焙干后研为细末。

用法　每取适量，以热酒调服。

功效　调经止痛。

适用　功能性子宫出血。

蚕蛹益肾粥

原料　带茧蚕蛹10个，粳米适量。

制法　用带茧蚕蛹煎水，取汁去茧，然后加入粳米共煮成粥。

用法　可作早、晚餐服食。

功效　益肾补虚，生津止渴。

适用　各种类型的糖尿病。

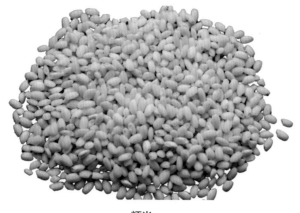

粳米

羊肉蚕蛹粥

原料 蚕蛹50克，羊肉（筋膜、洗净切片）、粳米各100克，葱、盐各适量。

制法 先将蚕蛹切碎，葱洗净切断，粳米淘洗干净；将羊肉与粳米一同入砂锅，加清水适量，武火煮沸后，改文火继续煮至7成熟时，再入蚕蛹及葱段，继续煮至肉烂粥稠时，加盐调味即成。

用法 每日1剂，分2~3次空腹食用。

功效 益阴助阳，健脾补肾，退热生津。

适用 脾肾不足、阴亏阳虚之腰膝酸软，肢体瘦弱无力，烦热消渴，阳痿滑泻，夜尿频多等。

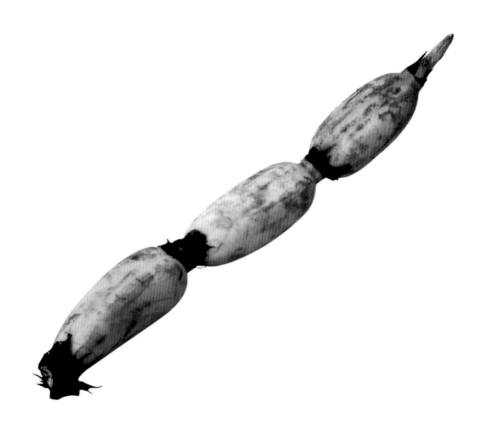

藕

白僵蚕茶

原料　白僵蚕、甘草各5克，绿茶0.5克，蜂蜜25毫升。

制法　先将白僵蚕与甘草共入砂锅，加水400毫升，煮沸10分钟，再加入绿茶与蜂蜜即可。

用法　每日1剂，分3～4次，徐徐饮下。可加开水复泡再饮。

功效　镇静安神。

适用　小儿急慢性惊风。

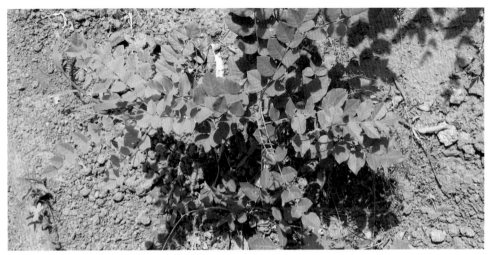

甘草

蚕蛹炖核桃

原料　蚕蛹25克，核桃仁50克。

制法　蚕蛹入锅略炒，同核桃仁加水适量共炖熟。

用法　每日1剂，连用7～10日为1个疗程。

功效　开胃健脾。

适用　小儿厌食。

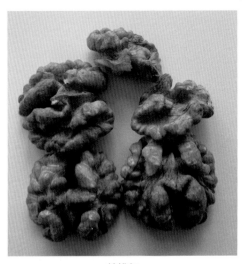

核桃仁

原蚕

《别录·中品》

释名｜晚蚕（《日华》）；魏蚕（《方言》）；夏蚕（《广志》）；热蚕。

雄原蚕蛾

｜**气味**｜咸，温，有小毒。

｜**主治**｜益精气，强阴道，交精不倦，亦止精。（《别录》）壮阳事，止泄精、尿血，暖水脏，治暴风、金疮、冻疮、汤火疮，灭瘢痕。（时珍）

｜**附方**｜

丈夫阴痿 ◆未连蚕蛾二升，去头、翅、足，炒为末，蜜丸梧桐子大。每夜服一丸，可御十室。以菖蒲酒止之。（《千金方》）

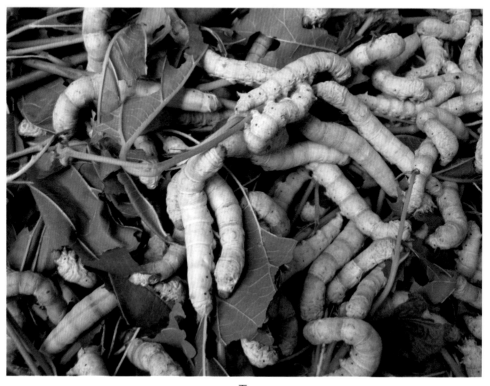

蚕

遗精白浊 ◆ 晚蚕蛾焙干，去翅、足，为末，饭丸绿豆大。每服四十丸，淡盐汤下。此丸常以火烘，否则易糜湿也。（《唐氏方》）

血淋疼痛 ◆ 晚蚕蛾为末，热酒服二钱。（《圣惠方》）

小儿口疮（及风疳疮） ◆ 用晚蚕蛾为末，贴之，妙。（《宫气方》）

止血生肌 ◆ 用晚蚕蛾炒为末，敷之即止，甚效。（《胜金方》）

竹刺入肉 ◆ 五月五日，取晚蚕蛾生投竹筒中，令自干死，为末。取少许，津和涂之。（《便民图纂》）

蛇虺咬伤 ◆ 生蚕蛾研，敷之。（《必效方》）

原蚕沙

|气味| 甘、辛，温，无毒。

|主治| 肠鸣，热中消渴，风痹瘾疹。（《别录》）治消渴癥结，及妇人血崩，头风、风赤眼，去风除湿。（时珍）

|附方|

半身不遂 ◆ 蚕沙二硕，以二袋盛之，蒸熟，更互熨患处。仍以羊肚、粳米煮粥，日食一枚，十日即止。（《千金方》）

风瘙瘾疹（作痒成疮） ◆ 用蚕沙一升，水五斗，煮取一斗二升，去滓，洗浴。避风。（《圣惠方》）

头风白屑（作痒） ◆ 蚕沙烧灰淋汁，洗之。（《圣惠方》）

眯目不出 ◆ 蚕沙拣净，空心以新汲水吞下十枚。勿嚼破。（《圣惠方》）

消渴饮水 ◆ 晚蚕沙，焙干为末。每用冷水下二钱，不过数服。（《斗门方》）

妇人血崩 ◆ 蚕沙为末，酒服三五钱。（《儒门事亲》）

月经久闭 ◆ 蚕沙四两，沙锅炒半黄色，入无灰酒一壶，煮沸，澄去沙。每温服一盏，即通。

跌扑伤损（扭闪出骨窍） ◆ 蚕沙四两炒黄，绿豆粉四两炒黄，枯矾二两四钱，为末，醋调敷之，绢包缚定。换三四次即愈。忌产妇近之。（《邵真人经验方》）

男妇心痛（不可忍者） ◆ 晚蚕沙一两，滚汤泡过，滤净，取清水服，即止。（《瑞竹堂方》）

别名	蚕蛾、天蛾、晚蚕蛾、魏蚕蛾。
来源	为蚕蛾科动物家蚕蛾雄虫的全体。
形态特征	家蚕蛾，雌、雄蛾全身均密被白色鳞片。体长1.6～2.3厘米。翅展3.9～4.3厘米。体翅黄白色至灰白色。前翅外缘顶角后方向内凹切，各横线色稍暗，不甚明显，端线与翅脉灰褐色，后翅较前翅色淡，边缘有鳞毛稍长。雌蛾腹部肥硕，末端钝圆；雄蛾腹部狭窄，末端稍尖。幼虫即家蚕，体色灰白至白色，胸部第2、第3节稍见膨大，有皱纹。腹部第8节背面有一尾角。
性味归经	咸，温。归肝、肾经。
功效主治	补肾壮阳，涩精，止血，解毒消肿。主治阳痿遗精，白浊，血淋，金疮出血，咽喉肿痛，口舌生疮，痈肿毒，冻疮，蛇伤。
用法用量	内服：研末，1.5～5克；或入丸剂。外用：适量，研末撒或捣敷。
使用禁忌	阴虚火旺者禁服。
精选验方	

①**带状疱疹**：蚕沙30克，雄黄10克。共研细末，用麻油调成膏状，涂敷于患处。

②**消渴**：蚕沙、香附各15克，黄连5克。水煎服，每日1剂。

③**头胀痛，甚欲烈，面赤，烦渴**：蚕沙15克，生石膏30克。混合共研为末，醋调匀外敷前额。

④**关节炎**：蚕沙60克。分别装在两个棉布袋中，每袋30克，扎紧袋口，放入微波炉加温3～5分钟，取出放在患处关节上熨敷，凉了再换上另一袋，两袋轮流熨敷，始终保持稍烫为宜。每日2次，每次30分钟。

⑤**变形性关节炎**：晚蚕沙（布包）、鲜松针各30克。鲜松针切细，与蚕沙包同入砂锅中，加黄酒和水各一碗，煎至水减半去布袋及药渣，取汁。每日2次，温服。

| 实用药膳 |

蚕沙酒

原料　蚕沙120克，黄酒600毫升。

制法　将蚕沙炒至色微黄，与黄酒一起装入坛中，密封后隔水煮1小时即成。

用法　每日1次，每次服30~60毫升。

功效　活血通经，祛风除湿。

适用　妇女月经久闭，或风湿性关节痛及肢体麻木等。

雄蚕蛾酒

原料　雄蚕蛾（活的）20只，白酒30毫升。

制法　将雄蚕蛾放在热锅上焙干，取出研细末。

用法　每日早、晚用白酒送服雄蚕蛾末3克，连服半月以上。

功效　补肾壮阳。

适用　肾虚阳痿。

车前子蚕沙粥

原料　蚕沙（布包）9克，车前子（布包）15克，薏苡仁30克，白糖适量。

制法　蚕沙包、车前子包放入锅内，加水煎汤。取汤汁入薏苡仁煮粥，粥将成时入白糖调味。

用法　每日1剂，7日为1个疗程。

功效　清热解毒，祛风除湿。

适用　银屑病。

桑枝蚕沙茶

原料　蚕沙15克，嫩桑枝30克。

制法　用纱布将蚕沙包好，桑枝切碎，共放入杯中，以沸水冲泡，闷15分钟。

用法　代茶频饮。

功效　祛风除湿，活血定痛。

适用　风湿侵犯、气血受阻所致的肢体关节或肩臂疼痛、屈伸不利。

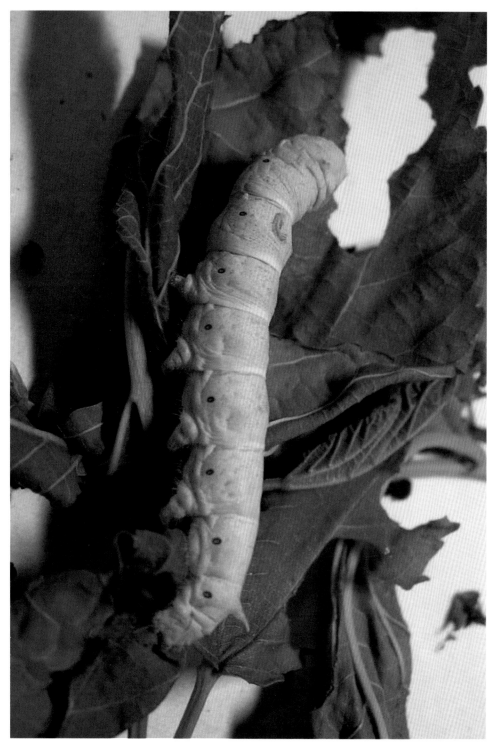

蚕

九香虫

《纲目》

释名 | 黑兜虫。

|气味|咸，温，无毒。

|主治|膈脘滞气，脾肾亏损，壮元阳。（时珍）

|发明|《摄生方》乌龙丸：治上证，久服益人，四川何卿总兵常服有效。其方：用九香虫一两（半生、焙），车前子（微炒）、陈橘皮各四钱，白术（焙）五钱，杜仲（酥炙）八钱。上为末，炼蜜丸梧桐子大。每服一钱五分，以盐白汤或盐酒服，早晚各一服。此方妙在此虫。

|附方|

胃脘滞痛、胸膈胀满 ◆ 九香虫、丁香各三钱，佛手片、厚朴花各五钱，水煎服。（《千金方》）

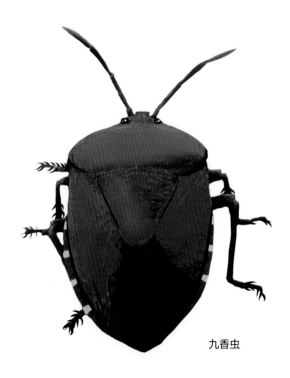

九香虫

别名	黑兜虫、瓜黑蝽、屁板虫、打屁虫、屁巴虫。
来源	本品为蝽科昆虫九香虫的干燥体。
形态特征	全体椭圆形，长1.7～2.2厘米，宽1～1.2厘米。体一般紫黑色，带铜色光泽，头部、前胸背板及小盾片较黑。头小，略呈三角形；复眼突出，呈卵圆形，位于近基部两侧；单眼1对，橙黄色；喙较短，触角6节，第1节较粗，圆筒形，其余4节较细长而扁，第2节长于第3节。前胸背板前狭后阔，前缘凹进，后缘略拱出，中部横直，侧角显著；表面密布细刻点，并杂有黑皱纹，前方两侧各有1相当大的眉形区，色泽幽暗，仅中部具刻点。小盾片大。翅2对，前翅为半鞘翅，棕红色，翅末1.3为膜质，纵脉很密。足3对，后足最长，跗节3节。腹面密布细刻及皱纹，后胸腹板近前缘区有2个臭孔，位于后足基前外侧，能由此放出臭气。雄虫第9节为生殖节，其端缘弧形，中央尤为弓凸。
性味归经	咸，温。归肝、脾、肾经。
功效主治	理气止痛，温中助阳。主治胃寒胀痛，肝胃气痛，肾虚阳痿，遗精，腰膝酸痛。
用法用量	内服：3～9克，煎服；或入丸、散，0.6～1.2克。
使用宜忌	凡阴虚内热者禁服。

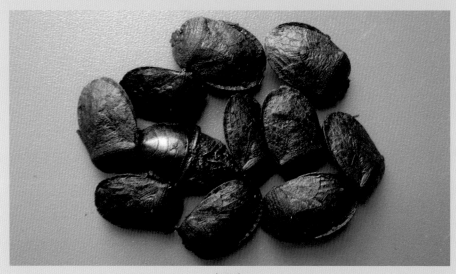

九香虫

| 精选验方 |

①**肝气痛：**九香虫10克，车前子、陈皮、白芍、杜仲各15克。水煎服。

②**肾气亏损，腰膝酸痛：**九香虫10克，杜仲、牛膝、益智仁各15克。水煎服。

③**顽固性风湿痛：**九香虫、全蝎、蜈蚣、土鳖虫各等份。焙干，共研为末，每次6克，每日2次，用黄芪60克，制附片15克（先煎）煎汤送服。

④**神经性皮炎：**九香虫 5个。用酒精150毫升浸泡7日，用时以此酒涂患处，待患处起水泡后，用针刺破，使水流出，待结痂脱落。

⑤**肾虚腰痛：**九香虫45克。浸泡在500毫升白酒中，7日后服用。每次20毫升，每日2次，早晚空腹服。

⑥**口腔溃疡：**九香虫6只，芝麻油适量。将芝麻油煮沸，再将九香虫入油中炸至焦黑后捞出不用，待油凉后装入瓶内备用。用时取香油滴于溃病处，每日2次。

| 实用药膳 |

九香虫酒

原料　九香虫40克，白酒400毫升。

制法　将九香虫拍碎，装入纱布袋内，放入干净的器皿中，倒入白酒浸泡，密封。
3～7日后开封，去掉药袋，即可饮用。

用法　每次10～20毫升，每日2次，将酒温热空腹服用。

功效　补肾壮阳，理气止痛。

适用　因肾虚所致的阳痿以及胸膈气滞等。

斑蝥

《本经·下品》

释名 | 斑猫《本经》；龙蚝。

气味 | 辛，寒，有毒。

主治 | 寒热，鬼疰蛊毒，鼠瘘，疮疽，蚀死肌，破石癃。（《本经》）血积，伤人肌。治疥癣，堕胎。（《别录》）治瘰疬，通利水道。（甄权）疗淋疾，傅恶疮瘘烂。（《日华》）治疝瘕，解疔毒、猘犬毒、沙虱毒、蛊毒、轻粉毒。（时珍）

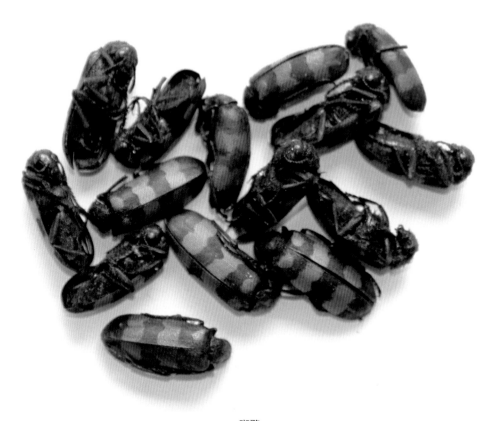

斑蝥

| 附方 |

痈疽拔脓（痈疽不破，或破而肿硬无脓） ◆ 斑蝥为末，以蒜捣膏，和水一豆许，贴之。少顷脓出，即去药。（《直指方》）

疔肿拔根 ◆ 斑蝥一枚捻破，以针划疮上，作米字形样，封之，即出根也。（《外台秘要》）

积年癣疮 ◆ 用斑蝥半两，微炒为末，蜜调傅之。（《外台秘要》）用斑蝥七个，醋浸，露一夜，搽之。（《永类钤方》）

中沙虱毒 ◆ 斑蝥二枚：一枚末服；一枚烧至烟尽，研末，傅疮中，立瘥。（《肘后方》）

塞耳治聋 ◆ 斑蝥（炒）二枚，生巴豆（去皮、心）二枚，杵丸枣核大，绵裹塞之。（《圣惠方》）

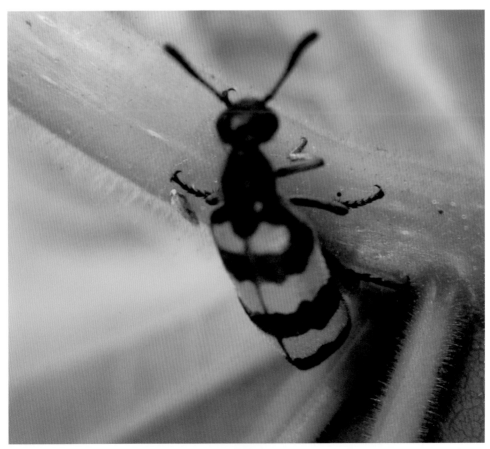

斑蝥

别名	斑猫、龙尾、斑蚝、龙蚝、斑菌、斑毛、班蝥。
来源	本品为芫菁科昆虫南方大斑蝥等的干燥体。
形态特征	南方大斑蝥体长15～30毫米，底色黑色，被黑绒毛。头部圆三角形，具粗密刻点，额中央有一条光滑纵纹。复眼大，略呈肾脏形。触角1对，线状，11节，末端数节膨大呈棒状，末节基部狭于前节。前胸长稍大于阔，前端狭于后端；前胸背板密被刻点，中央具一条光滑纵纹，后缘前面中央有一凹陷，后缘稍向上翻，波曲形。小楯片长形，末端圆钝。鞘翅端部阔于基部，底色黑色，每翅基部各有2个大黄斑，个别个体中斑点缩小；翅中央前后各有一黄色波纹状横带；翅面黑色部分刻点密集，密生绒毛，黄色部分刻点及绒毛较疏。鞘翅下为1对透明的膜质翅，带褐色。足3对，有黑色长绒毛，前足和中足跗节均为5节；后足跗节为4节，跗节先端有2爪；足关节处能分泌黄色毒液，接触人体皮肤，能起水泡。腹面也具黑色长绒毛。具复变态，幼虫共6龄，以假蛹越冬。成虫4-5月开始为害，7-9月为害最烈，多群集取食大豆的花、叶，花生、茄子叶片及棉花的芽、叶、花等。黄黑小斑蝥，又名黄斑芫青。外形与上种极相近，体小型，长10～15毫米。触角末节基部与前节等阔。
性味归经	辛，热，有大毒。归肝、胃、肾经。
功效主治	破血逐瘀，散结消癥，攻毒蚀疮。主治癥瘕，经闭，顽癣，瘰疬，赘疣，痈疽不溃，恶疮死肌。
用法用量	内服：炒炙研末，每次量0.03～0.06克；或入丸剂。外用：适量，研末敷贴发泡；酒、醋浸或制成膏涂。
使用禁忌	凡体质虚弱者，心、肾功能不全者，消化道溃疡者，以及孕妇均禁服。斑蝥含大毒，内服慎用。

| 精选验方 |

①**食管癌**：斑蝥1只，蜈蚣2条，红娘子30克，乌梅、土鳖虫、木香、轻粉各10克，山豆根15克，大枣10枚，黄连6克。将上药共研细，口服，每次6克，每日2次。

②**斑秃**：斑蝥40只，闹羊花40朵，骨碎补40片。浸于500毫升95%酒精内，5日后取澄清液涂擦患处，每日1次。擦药前，先用土大黄、一枝黄花煎洗患处。

③**传染性疣：**斑蝥12.5克，雄黄2克。研粉，加蜂蜜适量，调制成膏。先将疣表面的角化层削去，以碘酒消毒，然后取相当于疣大小的斑蝥膏，用手指搓成扁圆状敷在疣面，以胶布固定。经10～15小时，患部即起水泡，疣便浮离皮肤。

| 实用药膳 |

斑蝥煨大枣

原料　斑蝥1个，大枣1枚。

制法　将斑蝥去头、足、翅，纳入枣中，线系，湿纸包，置慢火中煨，令香熟，去斑蝥。

用法　空腹食枣，以桂心荜澄茄煎汤送下。

功效　散结，止痛。

适用　小肠气，痛不可忍。

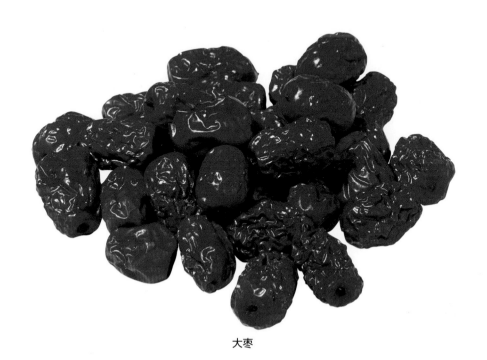

大枣

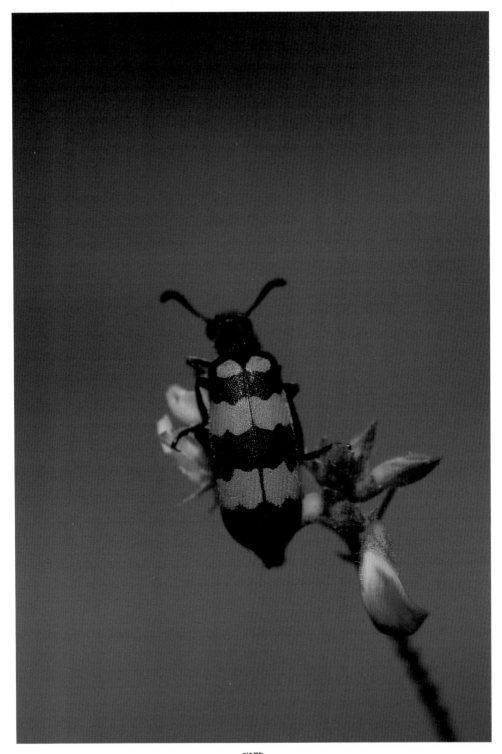

斑蝥

蝎

宋·《开宝》

释名 | 主簿虫《开宝》；杜白《广雅》；虿尾虫。

| 气味 | 甘、辛，平，有毒。

| 主治 | 诸风瘾疹，卒中半身不遂，口眼㖞斜，语涩，手足抽掣。（《开宝》）小儿惊痫风搐，大人痰症，耳聋，疝气，诸风疮，女人带下阴脱。（时珍）

| 附方 |

小儿脐风（宣风散，治初生断脐后伤风湿，唇青口撮，出白沫，不乳） ◆ 用全蝎二十一个，无灰酒涂炙为末，入麝香少许。每用金银煎汤，调半字服之。（《全幼心鉴》）

小儿惊风 ◆ 用蝎一个（头尾全者），以薄荷四叶裹定，火上炙焦，同研为末。分四服，白汤下。（《经验方》）

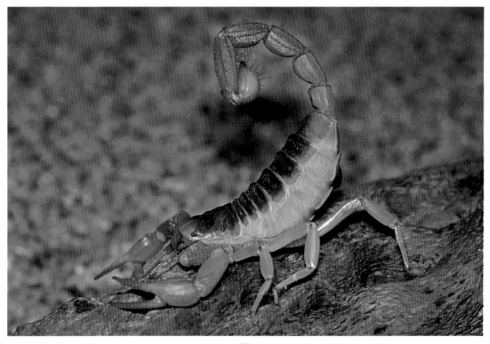

蝎

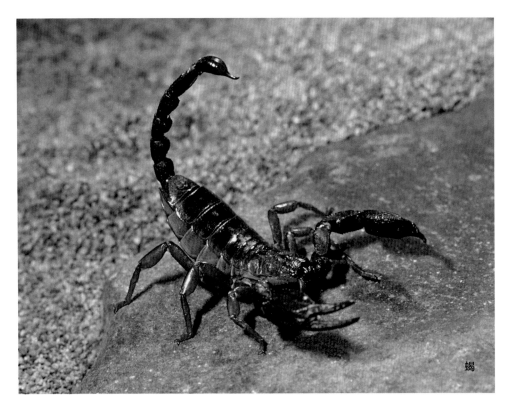

蝎

风淫湿痹（手足不举，筋节挛疼） ◆ 先与通关，次以全蝎七个瓦炒，入麝香一字研匀，酒三盏，空心调服。如觉已透则止，未透再服。如病未尽除，自后专以婆蒿根洗净，酒煎，日二服。（《直指方》）

破伤中风 ◆ 用干蝎、麝香各一分，为末。傅患处，令风速愈。（《普济方》）用干蝎（酒炒）、天麻各半两，为末，以蟾酥二钱，汤化为糊和捣丸绿豆大。每服一丸至二丸，豆淋酒下（甚者加至三丸），取汗。（《圣惠方》）

耳暴聋闭 ◆ 全蝎去毒为末，酒服一钱，以耳中闻水声即效。（周密《志雅堂杂钞》）

脓耳疼痛 ◆ 蝎梢七枚，去毒焙，入麝香半钱为末。挑少许入耳中，日夜三四次，以愈为度。（《杨氏家藏》）

风牙疼痛 ◆ 全蝎三个，蜂房二钱，炒研，擦之。（《直指方》）

肠风下血 ◆ 干蝎（炒）、白矾（烧）各二两，为末。每服半钱，米饮下。（《圣惠方》）

诸痔发痒 ◆ 用全蝎不以多少，烧烟熏之，即效。秘法也。（《袖珍方》）

诸疮毒肿 ◆ 全蝎七枚，栀子七个，麻油煎黑，去滓，入黄蜡，化成膏，傅之。（《澹寮方》）

别名	全虫、钳蝎、蝎子。
来源	本品为钳蝎科动物东亚钳蝎的干燥体。
形态特征	钳蝎体长约6厘米，分为头胸部及腹部2部分。头胸部较短，7节，分节不明显，背面覆有头胸甲，前端两侧各有1团单眼，头胸甲背部中央处另有1对复眼。头部有附肢2对，1对为钳角，甚小；1对为强大的脚须，形如蟹螯。胸部有步足4对，每足分为7节，末端各有钩爪2枚。腹部甚长，分前腹及后腹两部，前腹部宽广，共有7节，第1节腹面有一生殖厣，内有生殖孔；第2节腹面有1对栉板，上有齿16～25个；第3～6节的腹面，各有书肺孔1对。后腹部细长，分为5节和1节尾刺，后腹部各节皆有颗粒排列而成的纵棱数条。尾刺呈钩状，上屈，内有毒腺。卵胎生。
性味归经	辛，平，有毒。归肝经。
功效主治	息风镇痉，通络止痛，攻毒散结。主治肝风内动，痉挛抽搐，小儿惊风，卒中口㖞，半身不遂，破伤风，风湿顽痹，偏正头痛，疮疡，瘰疬。
用法用量	内服：3～6克，煎服；或研末吞服，每次0.6～1克。外用：适量。
使用禁忌	孕妇禁用。

| 精选验方 |

①**热毒蕴结型乳腺癌：** 全蝎160克，瓜蒌25个。将全蝎晒干或烘干，碾成细粉，均匀地纳入瓜蒌，焙干存性，碾成细粉，瓶装备用。口服，每日3次，每次3克，连服1个月。

②**关节疼痛，手足不举，筋节挛疼：** 全蝎7个（炒），麝香0.2克。研匀，空腹温酒调服。

③**偏头痛：** 全蝎、藿香、麻黄、细辛各等份。共研细末，每次3克，开水送服。

④**乳腺小叶增生：** 全蝎2克。夹于馒头或糕点中食之，每日1次，7日为1个疗程。

⑤**化疗后肠胃不良反应**：全蝎2克，伏龙肝（灶心土）30克，白胡椒3粒，炮姜5克，炙甘草6克。将伏龙肝研成细末，水煎，待沉淀后，取其上清液与众药合煎，去渣后，少量多次饮服。

⑥**耳鸣**：全蝎3克，蝉蜕10克，石菖蒲、荷叶各5克。水煎服，每日1剂。

| 实用药膳 |

全蝎酒

原料　鲜活蝎子25克，500毫升低度白酒。

制法　取鲜活蝎子，用清水洗净，然后放入白酒中，密封浸泡1个月左右即可饮用。

用法　每日2次，每次10毫升。

功效　抗风湿，抗癌。

适用　风湿疼痛。

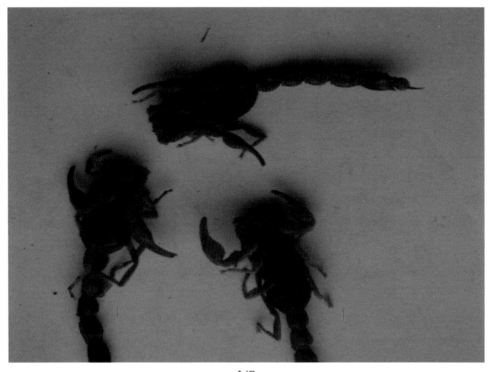

全蝎

土茯苓薏米煲蝎子

原料 活蝎子、薏苡仁各30克，土茯苓50克（鲜品300克），生地黄25克，蜜枣3
个，猪瘦肉50克，生姜3片。

制法 蝎子用开水烫死，洗净；蜜枣去核；猪肉切片。所有原料一起下瓦煲，加水
2 500毫升（10碗量），武火滚沸后改文火煲2小时，入盐调味便可。

用法 任意食用。

功效 解毒，利湿，健美肌肤。

适用 皮肤美容。

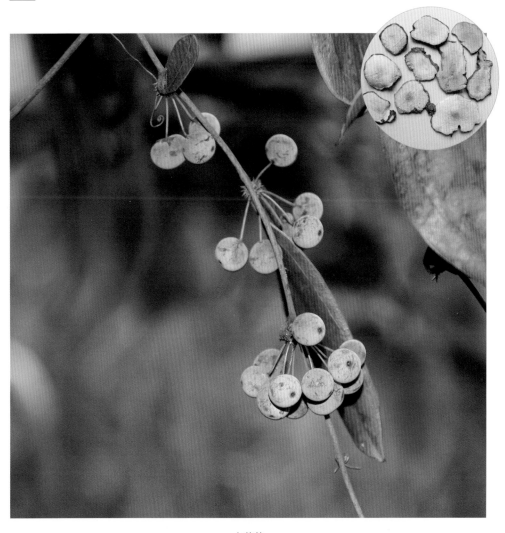

土茯苓

水蛭

《本经·下品》

释名 至掌（《别录》）；马蛭（《唐本》）；马蟥，马鳖（《衍义》）。

|**气味**| 咸、苦，平，有毒。

|**主治**| 逐恶血、瘀血，月闭，无子，利水道。（《本经》）堕胎。（《别录》）治女子月闭，欲成血劳。（《药性论》）喕赤白游疹，及痈肿毒肿。（藏器）

|**附方**|

漏血不止 ◆水蛭炒，为末，酒服一钱，日二服，恶血消即愈。（《千金方》）

产后血运（血结聚于胸中，或偏于少腹，或连于胁肋） ◆用水蛭（炒）、虻虫（去翅、足，炒）、没药、麝香各一钱，为末，以四物汤调下。血下痛止，仍服四物汤。（《保命集》）

折伤疼痛 ◆水蛭，新瓦焙为细末，酒服二钱。食顷作痛，可更一服。痛止，便将折骨药封，以物夹定，调理。（《经验方》）

跌扑损伤（瘀血凝滞，心腹胀痛，大小便不通，欲死） ◆用红蛭（石灰炒黄）半两，大黄、牵牛头末各二两，为末。每服二钱，热酒调下。当下恶血，以尽为度。名夺命散。（《济生方》）

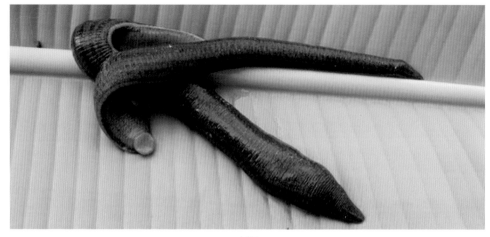

水蛭

坠跌打击 ◆ 水蛭、麝香各一两锉碎，烧令烟出，为末。酒服一钱，当下畜血。未止再服，其效如神。（《古今录验方》）

杖疮肿痛 ◆ 水蛭炒研，同朴消等份，研末，水调傅之。（周密《志雅堂杂抄》）

| 别名 | 马蛭、蚂蟥、制水蛭、烫水蛭。
| 来源 | 本品为水蛭科动物蚂蟥、水蛭或柳叶蚂蟥的干燥全体。
| 形态特征 | 体长稍扁，乍视之似圆柱形，体长2～2.5厘米，宽2～3毫米。背面绿中带黑，有5条黄色纵线，腹面平坦，灰绿色，无杂色斑，整体环纹显著，体节由5环组成，每环宽度相似。眼10个，呈∩形排列，口内有3个半圆形的颚片围成Y形，当吸着动物体时，用此颚片向皮肤钻进，吸取血液，由咽经食道而贮存于整个消化道和盲囊中。身体各节均有排泄孔，开口于腹侧。雌雄生殖孔相距4环，各开口于环与环之间。前吸盘较易见，后吸盘更显著，吸附力也强。
| 性味归经 | 咸、苦，平，有小毒。归肝经。
| 功效主治 | 破血通经，逐瘀消癥。用于血瘀经闭，癥瘕痞块，腹痛，痈肿丹毒，卒中偏瘫，跌扑损伤。

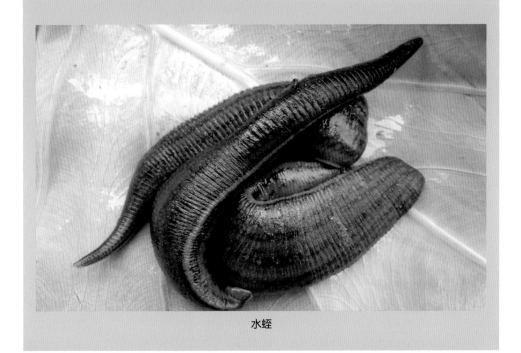

水蛭

| **用法用量** | 内服：1～3克，煎服；或研末吞服，每次0.3～0.5克。

| **使用注意** | 孕妇禁用。

| **实用指南** |

①**脑梗死：** 生水蛭适量。将生水蛭洗净、烘干或焙干、研粉，装瓶备用。每服3克，每日3次。

②**骨折：** 硼砂、水蛭粉、当归各10克。共研为末，每服6克，以苏木汤为引送下。

③**肝癌：** 水蛭、虻虫、地鳖虫、壁虎、蟾蜍皮各等份，研末，炼蜜为丸，每丸4.5克。每服9克，每日2次。

④**慢性前列腺：** 水蛭、黄柏、知母、穿山甲、沙苑子各10克，蒲公英、白茅根各30克，败酱草、王不留行各20克。水煎2次，分2次服，每日1剂。

⑤**中风后遗症：** 水蛭50克，郁金20克，川芎30克。共研粉，每次10克，每日3次。

| **实用药膳** |

水蛭粥

原料 生水蛭30克，生山药250克，红糖适量。

制法 水蛭研粉，山药研末。每次用山药末20克调匀煮粥，加红糖，送服水蛭粉1～2克。

用法 每日2次。

功效 破血逐瘀，通经止痛。

适用 女性青春期体壮血瘀闭经、癥瘕积聚、跌打损伤等。

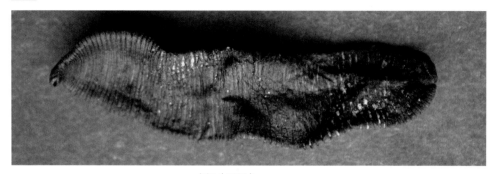

水蛭（干品）

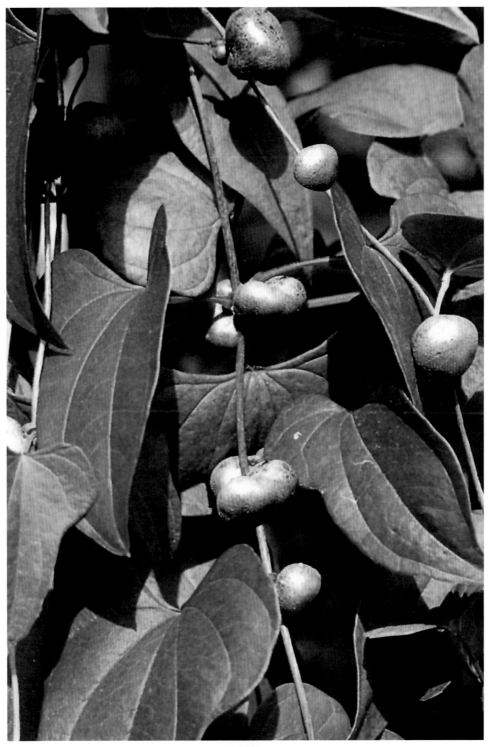

山药

蚱蝉

《本经·中品》

释名 | 蜩，齐女。

蚱蝉

| 气味 | 咸、甘，寒，无毒。

| 主治 | 小儿惊痫夜啼，癫病寒热。（《本经》）惊悸，妇人乳难，胞衣不出，能堕胎（《别录》）小儿痫绝不能言。（苏恭）小儿惊哭不止，杀疳虫，去壮热，治肠中幽幽作声。（《药性》）

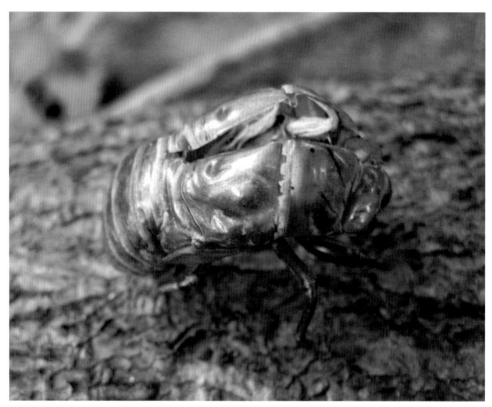

蚱蝉

蝉蜕

| **释名** | 蝉壳，枯蝉（《别录》）；金牛儿。

| **气味** | 咸、甘，寒，无毒。

| **主治** | 小儿惊痫，妇人生子不下。烧灰水服，治久痢。（《别录》）小儿壮热惊痫，止渴。（《药性》）研末一钱，井华水水服，治哑病。（藏器）治头风眩晕，皮肤风热，痘疹作痒，破伤风及疔肿毒疮，大人失音，小儿噤风天吊，惊哭夜啼，阴肿。（时珍）

| **附方** |

小儿夜啼 ◆治小儿一百二十日内夜啼。用蝉蜕四十九个，去前截，用后截，为末，分四服。钓藤汤调灌之。（《全幼心鉴》）蝉花散，治小儿夜啼不止，状若鬼祟。用蝉蜕下半截，为末。一字，薄荷汤入酒少许调下。（《普济方》）

小儿惊啼 ◆用蝉蜕二七枚（去翅、足）为末，入朱砂末一字，蜜调与吮之。（《活幼口议》）

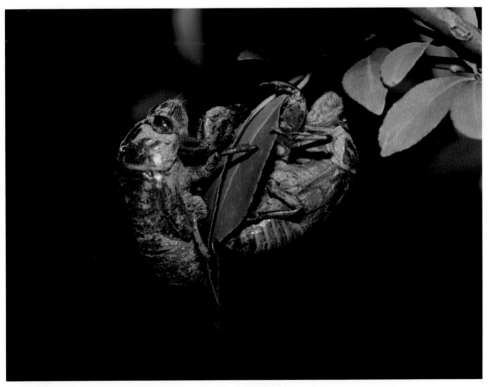

蚱蝉

小儿天吊（头目仰视，痰塞内热）◆ 用金牛儿（即蝉蜕）以浆水煮一日，晒干为末。每服一字，冷水调下。（《卫生易简方》）

小儿噤风（初生口噤不乳）◆ 用蝉蜕二七枚，全蝎（去毒）二七枚，为末。入轻粉末少许，乳汁调灌。（《全幼心鉴》）

头风眩晕◆ 蝉壳一两，微炒为末。非时酒下一钱，白汤亦可。（《圣惠方》）

皮肤风痒◆ 蝉蜕、薄荷叶等份，为末。酒服一钱，日三。（《集验方》）

痘疮作痒◆ 蝉蜕三七枚，甘草（炙）各一钱，水煎服之。（《全幼心鉴》）

胃热吐食◆ 清膈散，用蝉蜕五十个（去泥），滑石一两，为末。每服二钱，水一盏，入蜜调服。（《卫生家宝》）

疔疮毒肿（不破则毒入腹）◆ 用蝉蜕炒为末。蜜水调服一钱。外以津和，涂之。（《青囊杂纂》）用蝉蜕、僵蚕等份、为末。醋调，涂疮四围。候根出，拔去再涂。（《医方大成》）

别名	蝉退、蝉脱、蝉衣、蝉壳、伏壳、枯蝉、蝉退壳。
来源	本品为蝉科昆虫黑蚱的若虫羽化时脱落的皮壳。
形态特征	略呈椭圆形而弯曲，长约3.5厘米，宽约2厘米。表面黄棕色、半透明，有光泽。头部有丝状触角1对，多已断落，复眼突出。额部先端突出，口吻发达，上唇宽短，下唇伸长成管状。胸部背面呈十字形裂开，裂口向内卷曲，脊背两旁具小翅2对；腹面有足3对，被黄棕色细毛。腹部钝圆，共9节。体轻，中空，易碎。
性味归经	甘、寒。归肺、肝经。
功效主治	疏散风热，利咽，透疹，明目退翳，解痉。主治风热感冒，咽痛音哑，麻疹不透，风疹瘙痒，目赤翳障，惊风抽搐，破伤风。
用法用量	3～6克，煎服；或单味研末冲服。一般病证可参照上述用量，止痉时则需加大剂量。
使用禁忌	孕妇慎服。
精选验方	

①**热翻胃吐食：**蝉蜕50个（去尽土用），滑石50克，上药为末。以水半盏，调药一盏，去水，不拘时用蜜一匙调服。

②**感冒、咳嗽失音：**蝉蜕、甘草、桔梗各5克，牛蒡子15克，煎汤服。

③**耳鸣：**蝉蜕、菊花、沙参、白蒺藜各15克，葛根、赤勺、丹皮、栀子各10克。水煎服。

④**痘发热发痒抓破：**蝉蜕、地骨皮各50克。为末，每服2～3匙，白酒服，每日2～3次。

⑤**三叉神经痛：**蝉蜕、川芎、延胡索、菊花、地龙、蔓荆子各15克，炙甘草、全蝎、皂角刺各10克，僵蚕12克，地鳖6克，蜈蚣（焙干研末冲服）2条。水煎2次兑匀，早、晚分服，每日1剂。

| 实用药膳 |

蝉蜕酒

配方 蝉蜕45克，米酒800毫升。

制法 将蝉蜕研细末，入锅中，加米酒同煮，文火煎数沸，取酒，待凉后装瓶，密封放置1日，即可服用。

用法 每日2次，每次30～50毫升。

功效 疏风，透疹，解痉。

适用 暑麻疹。

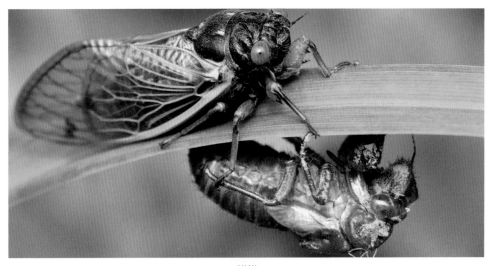

蝉蜕

冬瓜薏苡仁蝉蜕汤

原料　蝉蜕6克，鲜冬瓜1 000克，生薏苡仁50克，灯心草4扎。

制法　冬瓜洗净连皮切成块，生薏苡仁、蝉蜕用水浸泡片刻，灯心草用清水洗净，然后一同放进砂锅内，加适量水煲汤。煮开后用文火煲约1小时。调味即可。

用法　佐餐食用。

功效　清热利水，生津除烦。

适用　暑热烦恼、汗多尿黄、咽喉干热者。

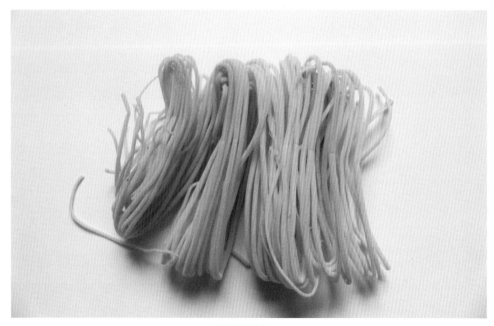

灯心草药材

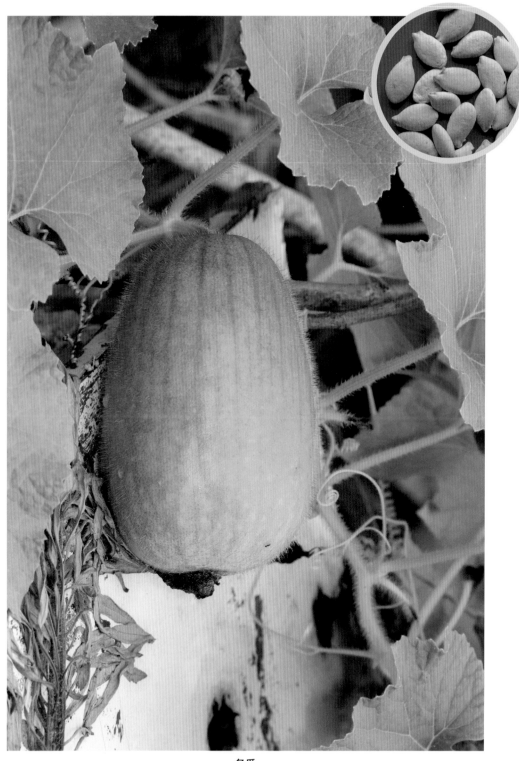

冬瓜

蝼蛄

《本经·下品》

释名 | 蟪蛄，天蝼（《本经》）；蝼蝈（《月令》）；土狗（俗名）。

气味 | 咸，寒，无毒。

主治 | 产难，出肉中刺，溃痈肿，下哽噎，解毒，除恶疮。（《本经》）水肿，头面肿。（《日华》）利大小便，通石淋，治瘰疬骨哽。（时珍）治口疮甚效。（震亨）

附方

大腹水病◆蝼蛄炙热，日食十个。（《肘后方》）半边散，治水病。用大戟、芫花、甘遂、大黄各三钱，为末。以土狗七枚（五月能飞者），捣葱铺新瓦上焙之，待干去翅、足，每个剪作两半边，分左右记收。欲退左，即以左边七片焙研，入前末二钱，以淡竹叶、天门冬煎汤，五更调服。候左退三日后，服右边如前法。（《普济方》）

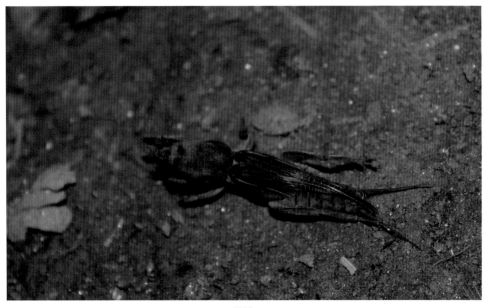

蝼蛄

小便不通 ◆ 用大蝼蛄二枚，取下体，以水一升渍饮，须臾即通。（《葛洪方》）用土狗下截焙研，调服半钱。生研亦可。（《寿域方》）加车前草，同捣汁服。（《谈野翁方》）用土狗后截，和麝捣，纳脐中，缚定，即通。（《唐氏经验方》）用土狗一个炙研，入冰片、麝香少许，翎管吹入茎内。（《医方摘要》）

大小便闭 ◆ 用土狗、蜣螂各七枚，并男用头，女用身，瓦焙焦为末。以向南樗皮煎汁饮，一服神效。（《普济方》）

牙齿疼痛 ◆ 土狗一个，旧糟裹定，湿纸包，煨焦，去糟研末，傅之立止。（《本事方》）

紧唇裂痛 ◆ 蝼蛄烧灰，傅之。（《千金方》）

颈项瘰疬 ◆ 用带壳蝼蛄七枚，生取肉，入丁香七粒于壳内，烧过，与肉同研，用纸花贴之。（《救急方》）

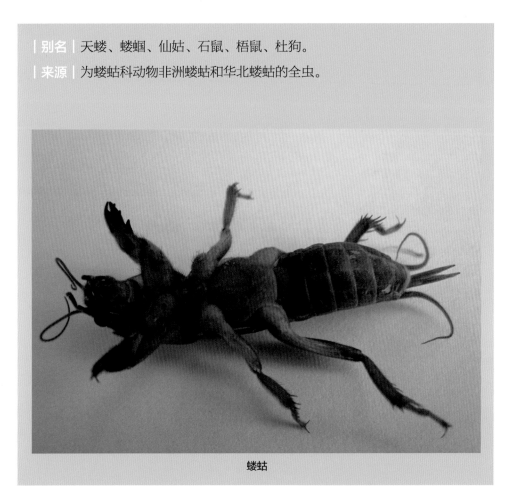

| 别名 | 天蝼、蝼蝈、仙姑、石鼠、梧鼠、杜狗。
| 来源 | 为蝼蛄科动物非洲蝼蛄和华北蝼蛄的全虫。

蝼蛄

形态特征	体狭长。头小，圆锥形。复眼小而突出，单眼2个。前胸背板椭圆形，背面隆起如盾，两侧向下伸展，几乎把前足基节包起。前足特化为粗短结构，基节特短宽，腿节略弯，片状，胫节很短，三角形，具强端刺，便于开掘。内侧有1裂缝为听器。前翅短，雄虫能鸣，发音镜不完善，仅以对角线脉和斜脉为界，形成长三角形室；端网区小。雌虫产卵器退化。
性味归经	咸，寒，有小毒。归膀胱、大肠、小肠经。
功效主治	利水，通便。主治水肿，石淋，小便不利，瘰疬，痈肿恶疮。
用法用量	内服：煎汤，3～4.5克；研末，1～2克。外用：适量，研末调涂。
使用禁忌	体虚者慎服，孕妇禁服。

│精选验方│

①**尿闭：**蝼蛄6克。焙干，研细，黄酒下。

②**腹水：**蝼蛄3个。用香油炸，研为细末，黄酒1次冲服，每日1次。

③**阴、阳水肿：**蝼蛄焙干。研末，每次服2～3条，每日1～2次。

④**经期浮肿：**蝼蛄粉、蟋蟀粉各1克。水冲服。

⑤**小便不通，水肿：**蝼蛄5个，大蒜3片。共捣烂如泥，贴脐中。

│实用药膳│

炒蝼蛄

原料 活蝼蛄150克，料酒、盐、酱油、葱花、姜末、植物油各适量。

制法 将活蝼蛄下沸水锅烫死，捞出后去头、肢、内脏、翅，洗净待用。油锅烧热，下葱花、姜末煸香，投入蝼蛄煸炒，烹入料酒，加入盐、酱油，炒至蝼蛄熟而入味，即可出锅。

用法 任意食用。

功效 利水通便。

适用 恶疮、水肿、头面肿、水病肿满喘促、小便不通等。

油炸蝼蛄

原料　活蝼蛄150克，盐、植物油各适量。

制法　将活蝼蛄置于通气的容器中3日，待其排光粪便，下沸水锅烫死，捞出，去掉头、肢、翅、内脏，洗净待用。油锅烧至四成热，下蝼蛄炸至金黄色捞出，用盐调味，装盘即成。

用法　任意食用。

功效　利大小便，通石淋。

适用　水肿、石淋、大小便不利、瘰疬、痈肿恶疮等。

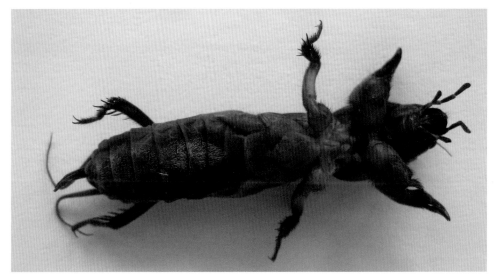

蝼蛄

蟾蜍

《别录·下品》

释名 | 癞蛤蟆。

气味 | 辛，凉，微毒。

主治 | 阴蚀，疽疠恶疮；犬伤疮，能合玉石。（《别录》）治疳气，小儿面黄癖气，破癥结。烧灰油调，敷恶疮。（《日华》）治一切五疳八痢，肿毒，破伤风病，脱肛。（时珍）

附方 |

腹中冷癖 ◆ 大蟾蜍一枚，去皮、肠，肢解之，芒硝强人一升，中人七合，弱人五合，水七升，煮四升，顿服，得下为度。（《肘后方》）

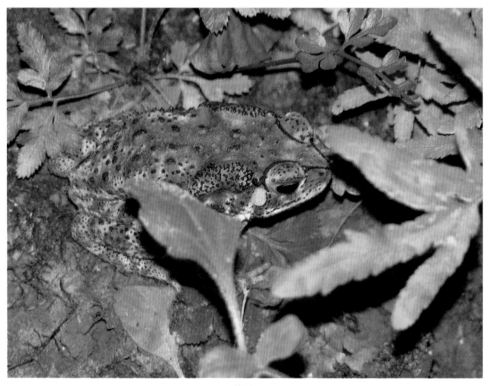

蟾蜍

小儿疳积 ◆ 用立秋后大蛤蟆，去首、足、肠，以清油涂之，阴阳瓦炙熟食之，积秽自下。连服五六枚，一月之后，形容改变，妙不可言。

小儿疳泄下痢 ◆ 用蛤蟆（烧存性）研，饮服方寸匕。（《子母秘录》）

小儿口疮 ◆ 五月五日蛤蟆炙研末，敷之即瘥。（《子母秘录》）

阴蚀欲尽 ◆ 蛤蟆灰、兔屎等份为末，敷之。（《肘后方》）

小儿褥疮 ◆ 五月五日取蟾蜍炙研末，敷之即瘥。（《子母秘录》）

小儿脐疮（出汁，久不瘥） ◆ 蛤蟆烧末敷之，日三，甚验。一加牡蛎等份。（《外台秘要》）

一切湿疮 ◆ 蟾蜍烧灰，猪脂和敷。（《千金方》）

小儿癣疮 ◆ 蟾蜍烧灰，猪脂和敷。（《外台秘要》）

癞风虫疮 ◆ 干蛤蟆一两（炙），长肥皂荚一条（炙，去皮、子，蘸酒再炙）为末，以竹管引入羊肠内，系定，以麸铺甑内，置药麸上蒸熟，入麝香半钱，去麸同捣，为丸如梧桐子大。每温酒服二十一丸。（《直指方》）

肿毒初起 ◆ 大蛤蟆一个，剁碎，同炒石灰研如泥，敷之。频易。（《余居士方》）

破伤风病 ◆ 用蟾二两半，切剁如泥，入花椒一两，同酒炒熟，再入酒二盏半，温热服之。少顷通身汗出，神效。

折伤接骨 ◆ 大蛤蟆生研如泥，劈竹裹缚其骨，自痊。（《奚囊备急方》）

大肠痔疾 ◆ 蟾蜍一个，以砖砌四方，安于内，泥住，火煅存性为末。以猪广肠一截，扎定两头，煮熟切碎，蘸蟾末食之。如此三四次，其痔自落。

蟾酥

| **气味** | 甘、辛，温，有毒。

| **主治** | 小儿疳疾、脑疳。治齿缝出血及牙疼，以纸少许按之，立止。（宗奭）发背、疔疮，一切恶肿。（时珍）

| **附方** |

拔取疔黄 ◆ 蟾蜍，以面丸梧桐子大。每用一丸安舌下，即黄出也。（《青囊杂纂》）

蟾酥

拔取疗毒 ◆ 蟾酥，以白面、黄丹搜作剂，每丸麦粒大。以指爬动疮上插入。重者挑破纳之。仍以水澄膏贴之。（《危氏得效方》）

疗疮恶肿 ◆ 蟾酥一钱，巴豆四个（捣烂），饭丸锭子如绿豆大。每服一丸，姜汤下。良久，以萹蓄根、黄荆子研酒半碗服，取行四五次，以粥补之。（《乾坤秘韫》）

诸疮肿硬 ◆ 用蟾酥、麝香各一钱，研匀，乳汁调和，入罐中待干。每用少许，津调敷之。外以膏护住，毒气自出，不能为害也。（《保命集》）

一切疮毒 ◆ 蟾酥一钱，白面二钱，朱砂少许，井华水调成小锭子如麦大。每用一锭，井华水服。如疮势紧急，五七锭。葱汤亦可，汗出即愈。

喉痹乳蛾 ◆ 用癞蛤蟆眉酥，和草乌尖末、猪牙皂角末等份，丸小豆大。每研一丸，点患处，神效。（《活人心统》）

一切齿痛（疳蚀、龋齿、瘀肿） ◆ 用蚵蚾一枚，鞭其头背，以竹篦刮眉间，即有汁出。取少许点之，即止也。（《类编》）

风虫牙痛 ◆ 用蟾酥一片，水浸软，入麝香少许研匀。以粟米大，绵裹咬定，吐涎愈。

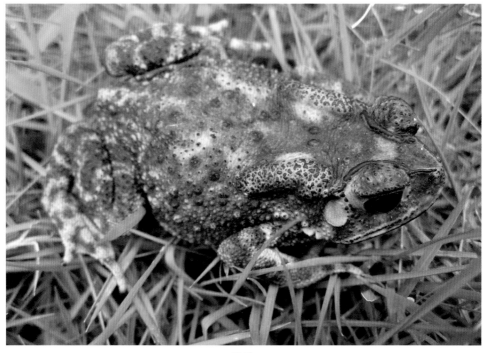

蟾蜍

破伤风病 ◆ 蟾酥二钱，汤化为糊；干蝎（酒炒）、天麻各半两，为末。合捣，丸绿豆大。每服一丸至二丸，豆淋酒下。（《圣惠方》）

别名	蛤蟆酥、蛤蟆浆、蟾蜍眉脂、蟾蜍眉酥、癞蛤蚂浆。
来源	本品为蟾蜍科动物中华大蟾蜍或黑眶蟾蜍的耳后腺、皮肤腺的干燥分泌物。
形态特征	中华大蟾蜍：体粗壮，长10厘米以上，雄者较小。全体皮肤极粗糙，除头顶较平滑外，其余部分均满布大小不同的圆形瘰疣。头宽大，口阔，吻端圆，吻棱显著。口内无锄骨齿，上下颌也无齿。近吻端有小形鼻孔1对。眼大而凸出，后方有圆形的鼓膜。头顶部两侧各有大而长的耳后腺。躯体短而宽。在生殖季节，雄性背面多为黑绿色，体侧有浅色的斑纹；雌性背面色较浅，瘰疣乳黄色，有时自眼后沿体侧有斜行的黑色纵斑；腹面不光滑，乳黄色，有棕色或黑色的细花斑。前肢长而粗壮，指趾略扁，指侧微有缘膜而无蹼；指长顺序为3、1、4、2；指关节下瘤多成对，掌突2，外侧者大。后肢粗壮而短，胫跗关节前达肩部，趾侧有绿膜，蹼尚发达，内跖突形长而大，外跖突小而圆。雄性前肢内侧3指有黑色婚垫，无声囊。黑眶蟾蜍：体长7～10厘米。背部有黄棕色而略具棕红色的斑纹，腹面色浅，在胸腹部具有不规则而较显著的灰色斑纹。雄性第1、2指基部内侧有黑色婚垫。
性味归经	辛，温，有毒。归心经。
功效主治	解毒，止痛，开窍醒神。用于痈疽疔疮，咽喉肿痛，中暑神昏，痧胀腹痛吐泻。
用法用量	0.015～0.03克，多入丸散用。外用适量。
使用注意	本品有毒，内服不可过量，不宜久服。外用不可入目。孕妇忌用。本品不入煎剂。
精选验方	

① **丘疹性荨麻疹**：活蟾蜍3～4只，去内脏洗净后放入砂锅内煮极烂，用纱布过滤

去渣，留汁备用。以药汁搽洗患处，每日3～4次。

②**心力衰竭：** 蟾酥4～8毫克（装胶囊），饭后用冷开水送服，每日2～3次。

③**骨关节结核及慢性骨髓炎瘘孔：** 口服蟾酥，每日3次，每次5毫克。饭后服用，连服至瘘孔闭锁后再服1～2个月。

④**破伤风：** 蟾酥6克，全蝎、天麻各15克。将蟾酥化为糊，全蝎、天麻炒后共研末，与蟾酥调和成丸，如绿豆大。每服1～2丸，白酒送服。

⑤**手指肿烂：** 蟾酥丸1.5克，调开水搽患处；另服蟾酥丸4粒。

| 实用药膳 |

鸡蛋蟾蜍酒

原料　蟾蜍1个，鸡蛋1个。

制法　将鸡蛋塞进蟾蜍肚内，用泥糊上，放炭火内烧熟，剥去泥和蟾蜍，吃鸡蛋。

用法　每隔1～3日吃1只蛋，并饮黄酒30毫升。

功效　止咳平喘。

适用　顽固性哮喘。

蟾蜍酒

原料　活蟾蜍5只，黄酒500毫升。

制法　将蟾蜍置容器中，加入黄酒，隔水蒸煮1小时，去蟾蜍取酒液，冷藏备用。

用法　口服，每次10毫升，每日3次。

功效　解毒，止痛，消肿。

适用　阴茎痛、肿痛明显者等。

猪肚煮蟾蜍

原料　蟾蜍1只，猪肚1个，白胡椒（每岁1粒），砂仁6克。

制法　将猪肚洗净，把其余3味药装入肚内，用线扎紧肚口，以黄酒煮化，去蟾及药。

用法 食肚及酒。

功效 健脾益胃，理气宽中，除臌胀。

适用 水臌、气臌。

蟾蜍糯米粥

原料 蟾蜍1只，砂仁10克，糯米粉、白糖各30克，核桃仁15克（微炒黄）。

制法 蟾蜍焙干，为细末；砂仁为末。上药与糯米粉、核桃仁、白糖拌匀。每取适量，熬粥。

用法 每食适量，每日2次，可常食。

功效 消积除胀，补虚软坚。

适用 小儿疳积、肝脾肿大、腹胀纳少、身体羸瘦者。

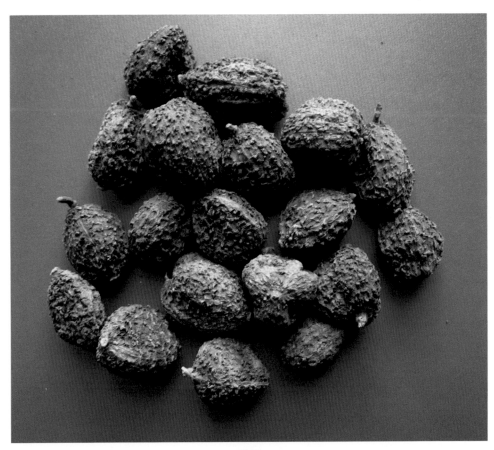

砂仁

土茯苓眉豆蟾蜍粥

原料 蟾蜍2只，土茯苓120克，眉豆60克，粳米30克，姜蒜、大枣各适量。

制法 蟾蜍去头、皮、内脏，用清水冲洗干净，入清水锅中，再加入粳米、土茯苓、眉豆、大枣、姜蒜一同熬煮，待粥熟后调入调料即可。

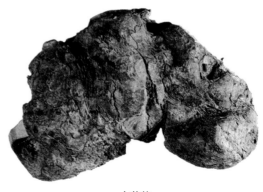

土茯苓

用法 温热服食。

功效 清湿毒。

适用 疳疮，症见阴茎龟头出现小疮、四周肿、亮如水晶、逐渐增大、破后糜烂、色呈紫红，并无脓水、四周坚硬突起、形如缸口、中间凹陷成窝、无痒痛之感。

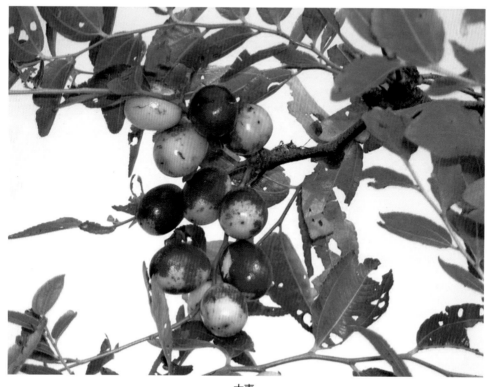

大枣

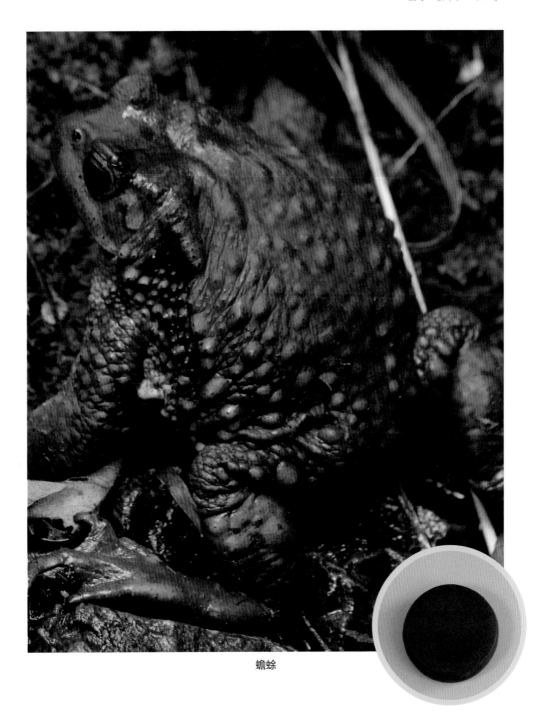

蟾蜍

蛙

《别录·下品》

释名 | 长股（《别录》）；田鸡，青鸡，坐鱼（《纲目》）；蛤鱼。

气味 | 甘，寒，无毒。

主治 | 小儿赤气，肌疮脐伤，止痛，气不足。（《别录》）利水消肿。烧灰，涂月蚀疮。（时珍）馔食，调疳瘦，补虚损，尤宜产妇。捣汁服，治蛤蟆瘟病。（嘉谟）

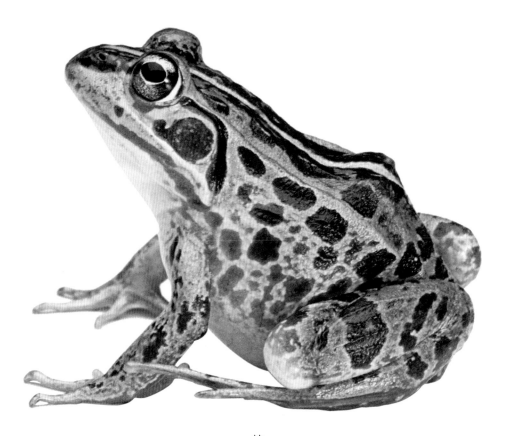

蛙

附方

水肿 ◆用活蛙三个，每个口内安铜钱一个，上着胡黄连末少许。以雄猪肚一个，茶油洗净，包蛙扎定，煮一宿。取出，去皮、肠，食肉并猪肚，以酒送下。忌酸、咸、鱼、面、鸡、鹅、羊肉，宜食猪、鸭。（《寿域神方》）

水蛊腹大 ◆用干青蛙二枚（以酥炒），干蝼蛄七枚（炒），苦壶芦半两（炒），上为末。每空心温酒服二钱，不过三服。（《圣惠方》）

毒痢噤口 ◆水蛙一个，并肠肚捣碎，瓦烘热，入麝香五分，作饼，贴脐上，气通即能进食也。

诸痔疼痛 ◆用青色蛙长脚者一个，烧存性，为末，雪糕和丸如梧桐子大。每空心先吃饭二匙，次以枳壳汤下十五丸。（《直指方》）

虫蚀肛门 ◆用青蛙一枚，鸡骨一分，烧灰吹入，数用大效。（《外台秘要》）

别名	蛙、蛙鱼、长股、田鸡、青鸡、坐鱼、蛤鱼。
来源	本品为蛙科动物黑斑蛙或金线蛙等的全体。
形态特征	黑斑蛙，体长70～80毫米，雄蛙略小，头长略大于头宽，吻钝圆，吻棱不显；鼻孔距眼距吻端为近，眼间距窄；鼓膜大，为眼径的2/3～4/5，犁骨齿两小团，左右不相遇。前肢短，指趾端钝尖，指侧有窄缘膜，第2指的最显著。关节下瘤明显。后肢较短而肥硕，胫跗关节前达眼部，左右跟部仅相遇或不相遇，趾间几为全蹼；关节下瘤小而明显；外跖突小，内路跗突小，内跖突窄长，有游离的刃状突出。皮肤不光滑，背面有1对较粗的背侧褶，二脊侧褶间有四至六行不规则的短肤褶，若断若续，长短不一，变异颇大，侧褶到体侧的皮肤也不光滑，腹面皮肤光滑。雄蛙有1对颈侧外声囊，第1指基部有精肥的灰色婚垫，满布细小白疣。生活时颜色变异颇大，背面基色为黄绿色或深绿或带灰棕色，具有不规则的黑斑，背中间有1条宽窄不一的浅色纵脊线，由吻端直到肛部。北方的雌性蛙多有深酱色或黑色者；背侧褶处色较浅，为金黄或黄或浅棕色，四肢背面有黑色横斑。 金线蛙，体长50毫米左右，雄蛙略小，头略扁，头长宽几乎相等，吻钝圆，吻棱不显，眼间距小于鼻间距或上眼睑之宽，鼻孔在吻与

眼之间；鼓膜大而明显，几与眼径等大，紧接在眼后；犁骨齿两小团。指趾端尖圆，第1、3指几等长，关节下瘤小而明显。后肢粗短，胫跗关节前达眼与鼓膜之间，趾间几全蹼，节下瘤小而明显，内跖突发达成刃状，外跖突小。背面及体侧的皮肤有分散的疣，背侧有1对宽厚的背侧褶自眼后至胯部，有时在后端不连续；腹面光滑，肛部有疣。生活时背面色绿或橄榄绿；背侧褶及鼓膜棕黄色；后肢背面棕色横纹不显，股后方有1黄色纵纹，纵纹下面有1较宽的酱色纵纹；腹鲜黄色或带有棕色点，尤以咽及胸部更为明显。雄性有1对咽侧内声囊，第1指有婚垫。

| **性味归经** | 甘，凉。归膀胱、肠、胃经。

| **功效主治** | 清热解毒，补虚，利水消肿。主治劳热，浮肿，疳疾，水臌，噎膈，痢疾，虾蟆瘟，小儿热疮。

| **用法用量** | 内服：煎汤，煮食，研末为丸散，1～7个。外用：捣烂敷或研末调敷。

| **使用禁忌** | 不宜多食。

| **精选验方** |

① **浮肿，咳嗽痰中带血**：青蛙1只，砂仁、莱菔子各9克。砂仁、莱菔子置于青蛙腹中，缝好，外用黄泥包裹，烧存性，去泥研末。分作3次，黄酒冲服，每日1次。

② **浮肿**：青蛙去内脏，煮熟，加白糖调味食用。每次1只，每日1次，连续服用。

③ **腹肿大，动摇有声，皮肤黑色，名水蛊**：青蛙2只（干者，涂酥炙微黄），蝼蛄7枚（干者，微炒），苦葫芦子15克（微炒）。捣细罗为散，每次空腹以温酒调下6克，每日3次服。

④ **噎膈反胃**：青蛙7只，泥封，火烧存性，研末。顿服，连服3日。

⑤ **骨结核**：青蛙1只，红糖60克，白酒100毫升，百部15克，共煮熟。顿服，每日1次。

⑥ **急性传染性肝炎**：活青蛙2只，鲜仙人掌适量。捣烂，用绿豆面调成膏，贴肝部。

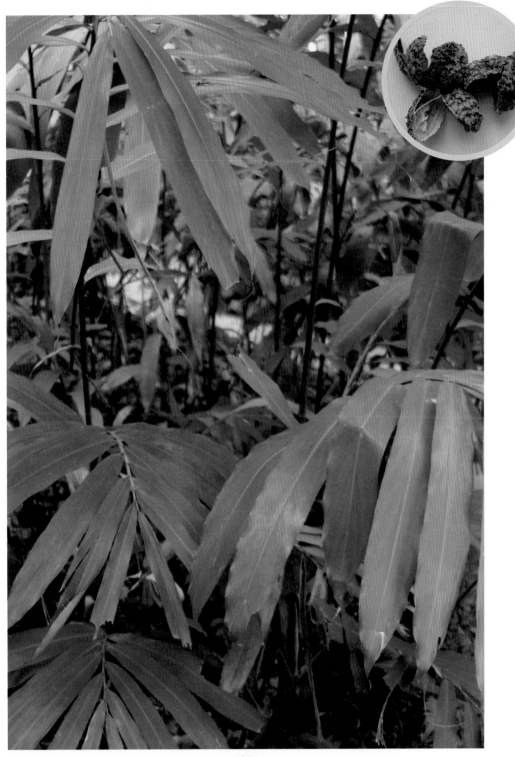

砂仁

| 实用药膳 |

煅青蛙

原料　青蛙（腹部膨胀者为佳）1只，砂仁7或8个，黄酒适量。

制法　将砂仁纳入青蛙腹（男8个，女7个砂仁），用泥裹封，置火上煅红，取出捣碎，研末。

用法　黄酒送服。水由小便排出而愈。

功效　清热，利水，消肿。

适用　水臌。

田鸡米饭

原料　田鸡（青蛙）5～8只，大米100克，花生油、盐少许。

制法　田鸡去皮及内脏，切块，用花生油、盐拌匀。大米煮成软饭，待米锅滚沸时放入田鸡，以小火盖严锅盖闷熟后食用。

用法　每日1次。

功效　补虚羸，利小便，解毒热。

适用　小儿疳积及湿热所致水臌。

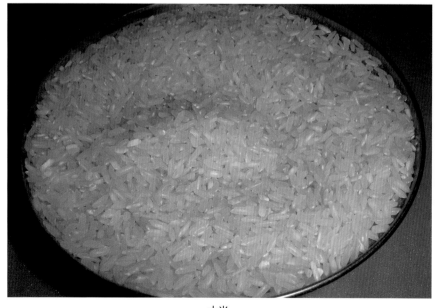

大米

田鸡粥

原料 青蛙肉100克，粳米150克，生姜9克，大蒜6克，猪油、食盐各少许。

制法 将青蛙肉洗净后与粳米同煮粥，粥熟后以生姜、大蒜、猪油、盐调味即可。

用法 温热服食，每日1~2次。

功效 补虚健体，益肾填精。

适用 肾阳虚弱型精液不化症。

参枣百合田鸡汤

原料 田鸡3只，党参、百合各15克，大枣10个，调料少许。

制法 田鸡去皮、肠脏，洗净，与党参、百合、大枣（去核）一起入锅，加清水适量，武火煮沸后，文火煮2小时，调味即可。

用法 佐餐食用，每日1次。

功效 补肺益气，调养心脾。

适用 肺气虚血亏者。

栗子闷田鸡

原料 田鸡500克，栗子250克，生粉、黄酒、盐、葱、蒜、水淀粉各适量。

制法 栗子去杂，煮半熟。田鸡刷洗干净，切成块，用生粉、黄酒、盐拌匀。蒜蓉、葱段入油锅煸炒，加田鸡煸炒，加水，用中火煮沸，加入栗子，改用小火煮，等栗子闷熟后，加水淀粉勾芡。

用法 随意食用。

功效 补脾益肾，强身健体。

适用 脾胃虚弱、肾虚。

瑶柱炖田鸡

原料 田鸡500克，瑶柱50克，冬瓜600克，姜10克。

制法 田鸡洗净，去杂，切成块，入沸水中焯一下，捞出沥水。将瑶柱泡软，撕

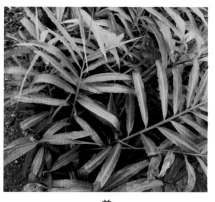

姜

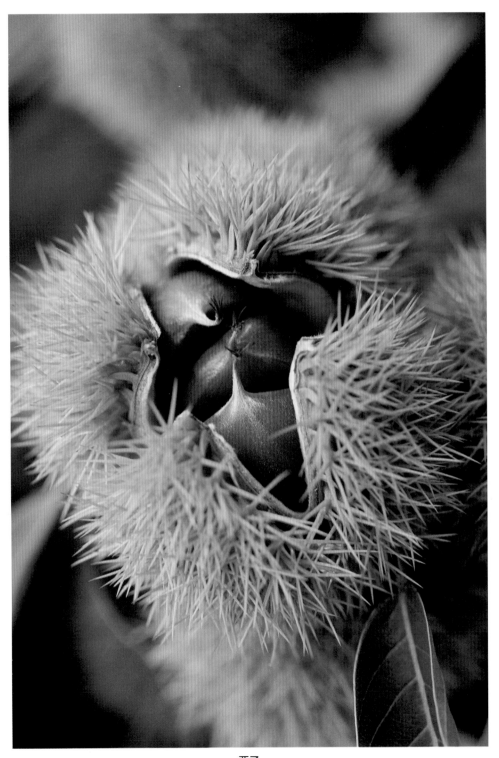

栗子

成细丝。冬瓜切片，入炖盅，加入田鸡、姜、瑶柱、水，上盖，隔水炖2个小时，加调料调味即成。

用法 佐餐食。

功效 利尿消肿。

适用 尿少、水肿。

南瓜炒田鸡

原料 田鸡90克，南瓜250克，大蒜60克，猪油10克，盐、味精各少许。

制法 将田鸡宰杀，去内脏及外皮，放入沸水锅里烫一下，捞出，过凉水洗净，切成小块待用。把南瓜去皮，清水洗净，切成小块待用。将大蒜去外衣，洗净，捣烂，待用。把炒锅置于旺火上，放油烧热，放入大蒜炒香，再放入南瓜炒熟。加清水适量，放入田鸡肉，用文火煮半小时，加入盐、味精少许调味即可。

用法 佐餐食用。

功效 补气益阴，化痰排脓。

适用 糖尿病并发肺脓疡属气阴两虚，正虚邪实者。

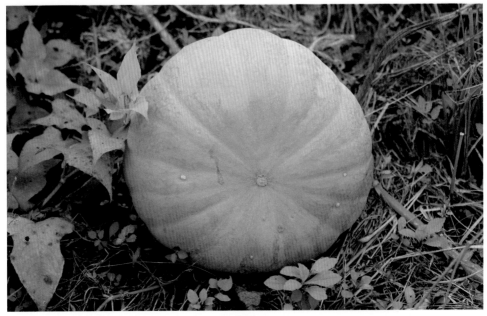

南瓜

蜈蚣

《本经·下品》

释名 | 天龙。

| **气味** | 辛，温，有毒。

| **主治** | 鬼疰蛊毒，啖诸蛇、虫、鱼毒，杀鬼物老精温疟，去三虫。（《本经》）。疗心腹寒热积聚，堕胎，去恶血。（《别录》）小儿惊痫风搐，脐风口噤，丹毒秃疮瘰疬，便毒痔漏，蛇瘕蛇癥蛇伤。（时珍）

| **附方** |

小儿急惊 ◆ 万金散。蜈蚣一条（全者），去足，炙为末，丹砂、轻粉等份研匀，阴阳乳汁和丸绿豆大。每岁一丸，乳汁下。（《圣惠方》）

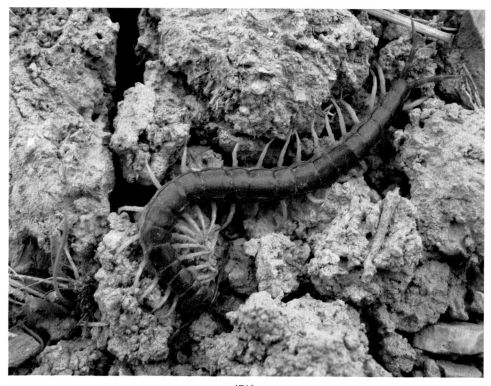

蜈蚣

丹毒肿瘤 ◆用蜈蚣一条，白矾一皂子大，雷丸一个，百部二钱，研末，醋调敷之。（《本草衍义》）

瘰疬溃疮 ◆茶、蜈蚣二味，炙至香熟，捣筛为末。先以甘草汤洗净，敷之。（《枕中方》）

小儿秃疮 ◆大蜈蚣一条，盐一分，入油内浸七日。取油搽之，极效。（《海上方》）

腹大如箕 ◆用蜈蚣三五条，酒炙研末。每服一钱，以鸡子二个，打开入末在内，搅匀纸糊，沸汤煮熟食之。日一服，连进三服瘳。（《活人心统》）

脚肚转筋 ◆蜈蚣烧，猪脂和敷。（《肘后方》）

别名	吴公、百脚、天龙、百足虫、千足虫。
来源	本品为蜈蚣科动物少棘巨蜈蚣的干燥体。
形态特征	少棘巨蜈蚣体形扁平而长，全体由22个同型环节构成，长6～16厘米，宽5～11毫米，头部红褐色；头板近圆形，前端较窄而突出。头板和第一背板为金黄色，生触角1对，基部6节少毛。单眼4对；头部之腹面有颚肢1对，上有毒钩；颚肢底节内侧有1矩形突起，上具4枚小齿，颚肢齿板前端也具小齿5枚。身体自第2背板起为墨绿色，末板黄褐色。背板自2～19节各有2条不显著的纵沟；腹板及步肢均为淡黄色，步肢21对，足端黑色，尖端爪状；末对附肢基侧板端有2尖棘，同肢前腿节腹面外侧有2棘，内侧1棘，背面内侧1～3棘。
性味归经	辛，温，有毒。归肝经。
功效主治	息风镇痉，通络止痛，攻毒散结。主治肝风内动，痉挛抽搐，小儿惊风，卒中口㖞，半身不遂，破伤风，风湿顽痹，偏正头痛，疮疡，瘰疬，蛇虫咬伤。
用法用量	内服：3～5克，煎服；研末吞服，每次0.6～1克。外用：适量，研末或油浸涂患处。
使用禁忌	本品有毒，用量不宜过大。孕妇忌用。

| 精选验方 |

①**痛证：** 蜈蚣、全蝎各1条。共研细末，每晚小米汤冲服。

②**生殖器疱疹：** 蜈蚣2条，黄芩、栀子、延胡索各10克，茵陈、板蓝根、生薏苡仁各30克，制乳香、制没药、生甘草各6克，赤芍、泽泻各15克。水煎服，每日1剂，分2次服用，7剂为1个疗程。

③**小儿秃疮：** 大蜈蚣1条，盐1分，入油内浸7日。取油搽之，极效。

④**痔疮：** 蜈蚣2条，装入洗净的一段鸡肠内，放旧瓦片上焙干，研细末，分成8份。每日早、晚各1次，黄酒冲服。

⑤**骨结核方：** 蜈蚣、全蝎各40克，土鳖虫50克，研细，分40等份。日服2份，20日为1个疗程。

⑥**食管癌（咽下困难）：** 蜈蚣2条，土鳖虫15克，山慈菇、半枝莲、党参各20克，半夏10克。水煎取药汁，每日1剂，分2次服用，7剂为1个疗程。

⑦**风湿性关节炎：** 蜈蚣6克，全蝎、土鳖虫各9克，共研细粉，分16份。每次取1份纳入鸡蛋内，蒸熟吃。每日早晚各吃1个鸡蛋。

⑧**三叉神经痛：** 蜈蚣、全蝎各等份。研细末，每次2克，每日2～3次，以温黄酒送服。

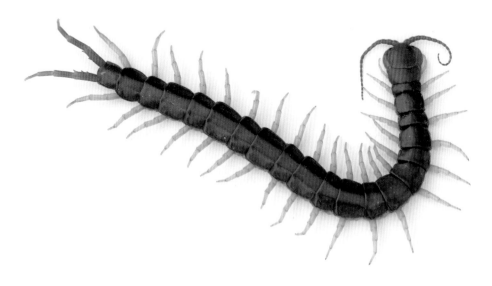

蜈蚣

| 实用药膳 |

蜈蚣炖泥鳅

原料 蜈蚣2条，泥鳅4条，豆腐干300克，黄酒、醋、葱末、味精、盐、姜各适量。

制法 将泥鳅洗净，除去内脏，切成段。将豆腐干切成块状，与泥鳅、蜈蚣共放入砂锅内，入适量盐、醋和少许姜片，加盖，置于小火上炖。待泥鳅炖酥烂后，放入黄酒稍煨，下葱末、味精，即可起锅食用。

用法 佐餐食用。

功效 补肾壮阳。

适用 肾炎、阳痿。

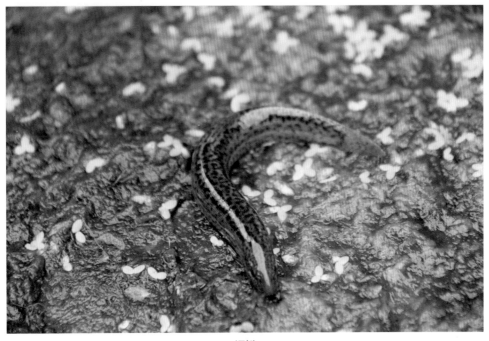

泥鳅

蚯蚓

《本经·下品》

释名 | 土龙（《别录》）；地龙子（《药性》）；歌女。

白颈蚯蚓

| 气味 | 咸，寒，无毒。

| 主治 | 蛇瘕，去三虫伏尸，鬼疰蛊毒，杀长虫。（《本经》）化为水，疗伤寒，伏热狂谬，大腹黄疸。（《别录》）主伤寒疟疾，大热狂烦，及大人、小儿小便不通，急慢惊风，历节风痛，肾脏风注，头风齿痛，风热赤眼，木舌喉痹，鼻息瘭耳，秃疮瘰疬，卵肿脱肛，解蜘蛛毒，疗蚰蜒入耳。（时珍）

| 附方 |

小便不通 ◆蚯蚓捣烂浸水，滤取浓汁半碗服，立通。（《斗门方》）

老人尿闭 ◆白颈蚯蚓、茴香等份杵汁，饮之即愈。（《朱氏集验方》）

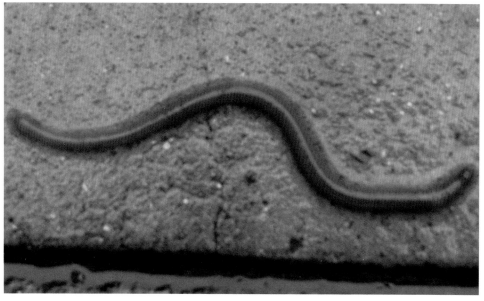

蚯蚓

小儿尿闭（乃热结也） ◆用大地龙数条去泥，入蜜少许，研敷茎卵。仍烧蚕蜕纸、朱砂、龙脑、麝香同研少许，以麦门冬、灯心煎汤调服。（《全幼心鉴》）

惊风闷乱 ◆用乳香半钱，胡粉一钱，研匀，以白颈蚯蚓（生，捏去土）捣烂和丸麻子大。每服七至十五丸，葱白煎汤下。（《普济方》）

慢惊虚风 ◆用平正附子去皮脐，生研为末，以白颈蚯蚓于末内滚之，候定，刮蚓上附末，丸黄米大。每服十丸，米饮下。（《百一方》）

小儿卵肿 ◆用地龙连土为末，津调敷之。（《钱氏方》）

手足肿痛欲断 ◆取蚓三升，以水五升，绞汁二升半，服之。（《肘后方》）

风热头痛 ◆地龙（炒，研）、姜汁半夏饼、赤茯苓等份为末。每服一字至半钱，生姜、荆芥汤下。（《普济方》）

头风疼痛 ◆用五月五日取蚯蚓，和脑、麝杵，丸梧桐子大。每以一丸纳鼻中，随左右。先涂姜汁在鼻，立愈。（《圣济总录》）

风赤眼痛 ◆地龙十条，炙为末，茶服三钱。（《圣惠方》）

牙齿裂痛 ◆死曲蟮为末，敷之即止。（《千金翼》）

齿缝出血不止 ◆用地龙末、枯矾各一钱，麝香少许，研匀，擦之。（《圣惠方》）

牙齿动摇 ◆干地龙（炒）、五倍子（炒）等份为末。先以生姜揩牙，后敷擦之。（《御药院方》）

咽喉卒肿（不下食） ◆ 地龙十四条，捣涂喉外；又以一条，着盐化水，入蜜少许，服之。（《圣惠方》）

鼻中息肉 ◆地龙（炒）一分，牙皂一挺，为末。蜜调涂之，清水滴尽即除。（《圣惠方》）

白秃头疮 ◆干地龙为末，入轻粉、麻油调搽。（《普济方》）

阳证脱肛 ◆以荆芥、生姜煎汤洗之、用地龙（蟠如钱样者，去土）一两，朴硝二钱，为末，油调敷之。（《全幼心鉴》）

耳聋气闭 ◆蚯蚓、川芎各两半，为末。每服二钱，麦门冬汤下。服后低头伏睡，一夜一服，三夜立效。（《圣济总录》）

口舌糜疮 ◆地龙、吴茱萸研末，醋调生面和，涂足心，立效。（《摘玄方》）

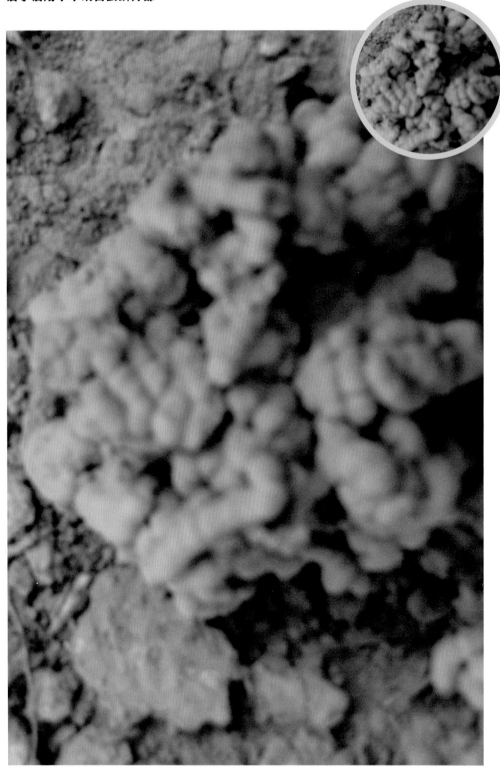

蚯蚓泥

| 别名 | 曲蟮、抽串、地龙、坚蚕、引无、却行、黄犬。

| 来源 | 本品为钜蚓科动物参环毛蚓、通俗环毛蚓、威廉环毛蚓或栉盲环毛蚓的干燥体。前一种习称"广地龙"，后三种习称"沪地龙"。

| 形态特征 | 参环毛蚓：体较大，长110～380毫米，宽5～12毫米。体背部灰紫色，腹面稍淡。前端较尖，后端较圆，长圆柱形。头部退化，口位在体前端。全体由100多个体节组成。每节有一环刚毛，刚毛圈稍白。第14～16节结构特殊，形成环带，无刚毛。雌性生殖孔1个，位于第14节腹面正中；雄性生殖器1对，位于第18节腹面两侧；受精囊孔3对，位于6～7、7～8、8～9节间。

通俗环毛蚓：本种身体大小、色泽及内部构造与威廉环毛蚓相似。唯受精囊腔较深广，前后缘均隆肿，外面可见腔内大小乳突各一。雄交配腔也深广，内壁多皱纹，有平顶乳突3个，位置在腔底，有一突为雄孔所在处，能全部翻出。

威廉环毛蚓：体长96～150毫米，宽5～8毫米。背面青黄色或灰青色，背中浅深青色。环带占14～16三节，无刚毛。身体上刚毛较细。雄生殖孔在18节两侧一浅交配腔内，陷入时呈纵裂缝，内壁有褶皱，褶皱间有刚毛2～3条，在腔底突起上为雄孔，突起前面通常有孔头突。受精囊孔3对，在6～7、7～8、8～9节间，无受精囊腔。8～9、9～10节间缺隔膜，盲肠简单。受精囊的盲管内端2/3在平面上，左右弯曲，为纳精囊。

栉盲环毛蚓：体长100～150毫米，宽5～9毫米。背面及侧面有深紫色或紫红色。刚毛圈不白，环带占3节，无刚毛。雄生殖孔在一个十字形突的中央，常由一浅囊状皮褶盖住，内侧有一个或多个乳头，其排列变化很大。受精囊孔3对，位于6～7、7～8、8～9节间，其位置几近节周的一半距离，孔在一乳头的后侧，前后两侧表皮腺肿大，孔常陷入，孔内侧腹面在刚毛圈前或后，有乳头突，排列较规则。8～9、9～10节间缺隔膜。盲肠复式，其腹侧有栉状小囊。副性腺有索状短管。盲管较受精囊本体长，内端3/4稍粗，或直或稍弯曲。

性味归经	咸，寒。归肝、脾、膀胱经。
功效主治	清热定惊，通络，平喘，利尿。主治高热神昏，惊厥抽搐，癫痫，关节痹痛，肢体麻木，半身不遂，肺热喘咳，水肿尿少。
用法用量	内服：干品5～10克，鲜品10～20克，煎服或研末吞服，每次1～2克。外用：适量。
使用禁忌	脾胃素虚及血虚无瘀或出血者慎服。地龙有毒，有溶血作用，内服过量可产生毒副反应。

精选验方

①**木舌肿满：** 蚯蚓1条，以盐化水涂之，良久渐消。

②**中蛊下血：** 以蚯蚓14条，苦酒3升渍至蚓死，服水。

③**头痛：** 蚯蚓、野菊花各15克，白僵蚕10克，水煎服，每日2次。

④**婴幼儿抽搐：** 蚯蚓5～10条，捣烂如泥，加少许盐，涂囟门。

⑤**神经性皮炎：** 地龙、当归、苦参、乌梢蛇各15克，刺蒺藜、焦山楂、冬凌草、制首乌、生地黄各30克，川芎、苍术、红花各10克，黄芩20克，水煎取药汁，每日1剂，分2次服用。

| 实用药膳 |

地龙韭菜酒

原料　地龙10条，韭菜30克，黄酒30毫升。

制法　将地龙剖开洗净，和韭菜一起捣烂，冲入烧开的黄酒，并加适量开水搅拌，过滤，取汁服。

用法　每日1次，连服3～5日。

功效　益肾固精。

适用　早泄。

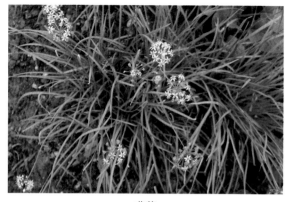

韭菜

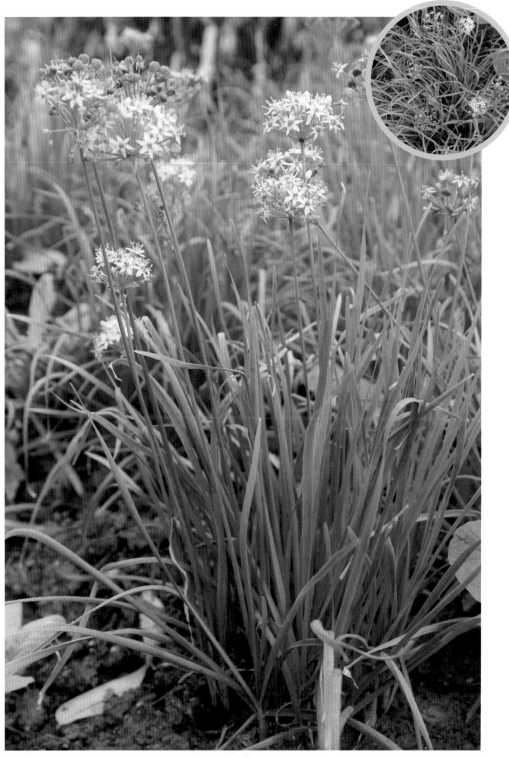

韭菜

蚯蚓炒鸡蛋

原料　活蚯蚓3～5条，鸡蛋2～3个。

制法　将蚯蚓放盆内2～3日，使其排出体内污泥，再剖开洗净切断。起油锅，鸡蛋与蚯蚓同炒熟，入油、盐调味。

用法　佐餐食，隔日1次。

功效　平肝，息风，定神，降血压。

适用　高血压。

蚯蚓煨黄豆

原料　蚯蚓干60克，黄豆500克，白胡椒30克。

制法　将上物放入砂锅内，加清水2 000毫升，以文火煨至水干，取出黄豆晒干，存于瓶内。

用法　每次吃黄豆30粒，每日2次。

功效　祛风，镇静，止痉。

适用　癫痫病的辅助治疗。

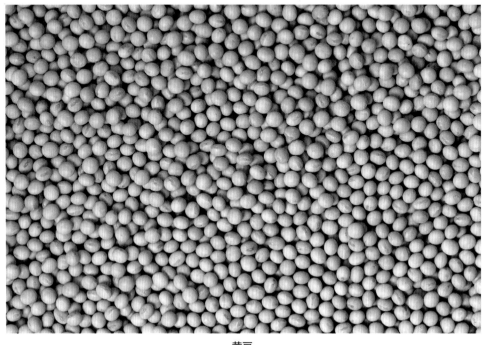

黄豆

蚯糖液

原料　蚯蚓2条，白糖适量。

制法　将蚯蚓洗净，放入杯中，撒白糖适量，片刻即有渗出液。用竹筷蘸药液搽患处。

用法　每日2～3次。

功效　清热，解毒，润燥。

适用　小儿鹅口疮。

地龙羹

原料　地龙15克（微炒，捣细箩为末），生地黄汁90毫升，生姜汁、白蜜各30毫升，薄荷叶30克。

制法　薄荷煎取汁液，与余三味汁相和，入地龙末，搅令匀。

用法　不计时候，分2次温服。

功效　清心除烦，醒神止狂。

适用　热病、热毒攻心、烦躁狂言、精神不定。

地龙桃花饼

原料　干地龙30克，红花、赤芍各20克，当归50克，黄芪、小麦面各100克，川芎10克，玉米面400克，桃仁、白糖各适量。

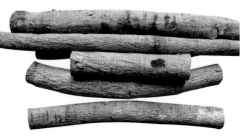

黄芪

制法　将干地龙以酒浸泡去其气味，然后烘干研为细面；红花、赤芍、当归、黄芪、川芎等入砂锅加水煎成浓汁，去渣，再把地龙粉、玉米面、小麦面、白糖倒入药汁中调匀，做成圆饼坯20个；将桃仁去皮尖略炒，匀布饼上，入笼蒸熟或入烤箱烤熟即可。

用法　每次1～2个，每日2次。

功效　益气活血，通经。

适用　卒中后遗症。

蜗牛

《别录·中品》

释名 | 蠡牛（《药性》）；蚹蠃，蠡蝓（《尔雅》）；蜗螺。

蜗牛

气味 | 咸，寒，有小毒。

主治 | 贼风㖞僻，踠跌，大肠脱肛，筋急及惊痫。（《别录》）治小儿脐风撮口，利小便，消喉痹，止鼻衄，通耳聋，治诸肿毒痔漏，制蜈蚣、蝎虿毒，研烂涂之。（时珍）

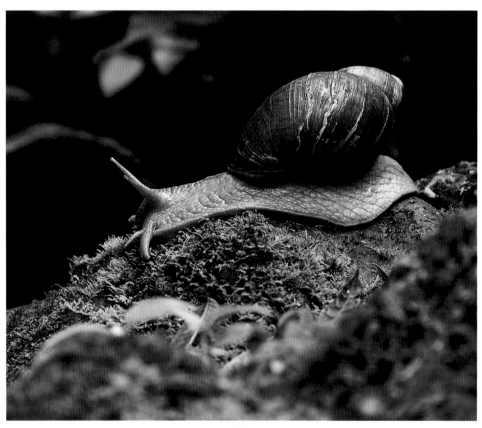

蜗牛

| 附方 |

小便不通 ◆蜗牛捣贴脐下，以手摩之。加麝香少许更妙。（《简易》）

大肠脱肛 用蜗牛一两烧灰，猪脂和敷，立缩。（《圣惠方》）

痔疮肿痛 用蜗牛浸油涂之，或烧研敷之。（《丹溪方》）用蜗牛一枚，入麝香少许在内，碗盛，次日取水涂之。（《济生方》）

发背初起 ◆活蜗牛二百个，以新汲水一盏，汤瓶中封一夜，取涎水，入真蛤粉旋调，扫敷疮上。日十余度，热痛止则疮便愈。（《集验方》）

瘰疬未溃 连壳蜗牛七个，丁香七粒，同烧研，纸花贴之。（《危氏得效方》）

瘰疬已溃 蜗牛烧研，轻粉少许，用猪脊髓调，敷之。（《危氏得效方》）

喉痹肿塞 用蜗牛绵裹，水浸含咽，须臾立通。又用蜗牛七枚，白梅肉三枚，研烂，绵裹含咽，立效。

喉塞口噤 蜒蚰（炙）二七枚，白梅肉（炒）二七枚，白矾（半生半烧）二钱，研为末。每水调半钱服，得吐立通。（《圣惠方》）

面上毒疮（初起者） ◆急寻水蜒蚰一二条，用酱少许共捣，涂纸上贴之，即退。纸上留一孔出气。此乃凌汉章秘传极效方也。（《谈野翁试验方》）

赤白翳膜 ◆生蜗牛一枚，捣丹砂末于内，火上炙沸，以绵染汁敷眦中，日二。（《圣惠方》）

鼻血不止 ◆蜗牛煿干一枚，乌贼骨半钱，研末吹之。（《圣济总录》）

撮口脐风（乃胎热也） ◆用蜗牛五枚去壳，研汁涂口，取效乃止。又方用蜗牛十枚，去壳研烂，入莳萝末半分研匀，涂之，取效甚良。

滴耳聋闭 ◆用蜗牛一两，石胆、钟乳粉各二钱半，为末，瓷盒盛之，火煅赤，研末，入片脑一字。每以油调一字，滴入耳中。无不愈者。（《圣惠方》）

消渴引饮不止 ◆用蜗牛十四枚（形圆而大者），以水三合，密器浸一宿。取水饮之，不过三剂愈。（《海上方》）

蜗壳

| **主治** | 一切疳疾。（苏颂）䘌牙，面上赤疮，鼻上酒齄，久利下脱肛（时珍）。
| **附方** |

一切疳疾 ◆用自死蜗壳七枚（皮薄，色黄白者）洗净，不得少有尘滓，日干，内酥蜜于壳中。以瓷盏盛之，纸糊盏面，置炊饭上蒸之。下馈时，即坐甑中，仍装饭又蒸，饭熟取出，研如水淀。渐渐与吃，一日令尽，取效止。（《韦丹方》）

牙䘌作痛 ◆蜗牛壳三十枚，烧研。日日揩之，良。（《圣惠方》）

大肠脱肛 ◆蜗牛壳去土研末，羊脂熔化调涂，送入即愈。（《李延寿方》）

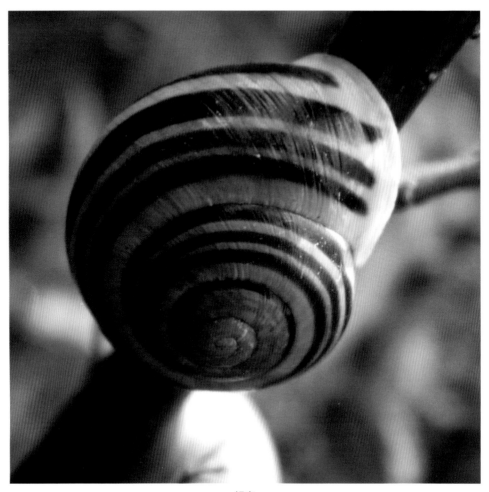

蜗壳

| 别名 | 仆累、蚹蠃、蜗蠃、螺蠃、蠡蠃、陵螺、山蜗、小牛螺。 |

| 来源 | 本品为蜗牛科动物同型巴蜗牛、华蜗牛及其同科近缘种的全体。 |

| 形态特征 | 同型巴蜗牛，贝壳中等大小，壳质较厚而坚固，全体扁球形。高12毫米，宽16毫米。有5~6个螺层，体螺层膨大，其高度为全部壳高的3/4；壳顶钝，缝合线深。壳面光滑，呈黄褐色、红褐色或淡灰色。在体螺层周缘和缝合线上，常有一条暗褐色色带。壳口呈马蹄形，脐孔小而深，呈洞穴状。

华蜗牛，贝壳中等大，壳质薄而坚实。全体呈低圆锥形，高10毫米，宽16毫米。有5~5.5个螺层，螺旋部低矮，略呈圆盘状，壳顶尖，缝合线明显。壳面黄褐色或黄色。体螺层极膨大，其周缘具有一条淡褐色色带。此外，在各螺层下部靠近缝合线处也有一条颜色较浅的色带。壳口椭圆形，其内有条白色瓷状的肋。脐孔呈洞穴状。 |

| 性味归经 | 咸，寒，有小毒。归膀胱、胃、大肠经。 |

| 功效主治 | 清热解毒，镇惊，消肿。主治风热惊痫，小儿脐风，消渴，痄腮，瘰疬，痈肿丹毒，痔疮，脱肛，蜈蚣咬伤。 |

| 用法用量 | 内服：煎汤，30~60克；或捣汁；或焙干研末，1~3克。外用：适量，捣敷；或焙干研末调敷。 |

| 使用禁忌 | 不宜久服。畏盐。非真有风热者不宜用，小儿薄弱多泄者不宜用。 |

| 精选验方 |

①**痫证：** 蜗牛30克。焙黄研末，黄酒冲服，连服数次。

②**疔毒：** 蜗牛适量。捣碎，敷患处。

③**小便不通：** 蜗牛15克。水煎服，每日3次。

④**无名肿毒：** 鲜蜗牛、马齿苋、陈石灰各15克。共捣烂，敷患处。

| 实用药膳 |

香卤蜗牛

原料 蜗牛肉500克，清汤250毫升，八角茴香、桂皮、甘草、料酒各3克，陈皮、丁香各1克，花椒、砂仁、小茴香各2克，酱油、白糖、花生油、葱、姜各适量。

制法 将蜗牛肉洗净，投入沸水锅中煮20分钟捞出，待用。炒锅置中火上，放入花生油、白糖，熬成金黄色泡沫时，加入清汤、酱油、料酒；另将葱、八角茴香、桂皮等香料用纱布包扎好，放入锅中煮沸，调制成卤汤。蜗牛肉放入卤汤中，用中火卤煮30分钟，捞出装盘即可。

用法 任意食用。

功效 温肾助阳，温胃强身。

适用 胃寒呃逆、呕吐、脘腹冷痛、疝气痛、肾阳不足所致阳痿等。

玉竹蜗牛猪肘煲

原料 蜗牛250克，玉竹20克，猪肘肉500克，黄酒、鸡精、味精、盐、葱、姜各5克，胡椒粉3克，棒子骨汤2 500毫升。

制法 将玉竹浸泡，切片；蜗牛洗净，置沸水中焯2～3分钟，用竹签挑出蜗牛肉，洗净；猪肘肉洗净；姜切片，葱切节。蜗牛肉、玉竹、猪肘肉、调料同放煲内，加入棒子骨汤，置武火上烧沸，煲30分钟停火即成。

用法 可烫食其他菜，佐餐食。

功效 养阴清热，消肿解毒。

适用 口燥心烦、水肿、淋巴结炎等。

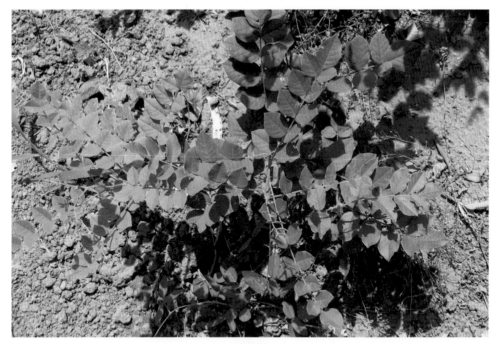

甘草

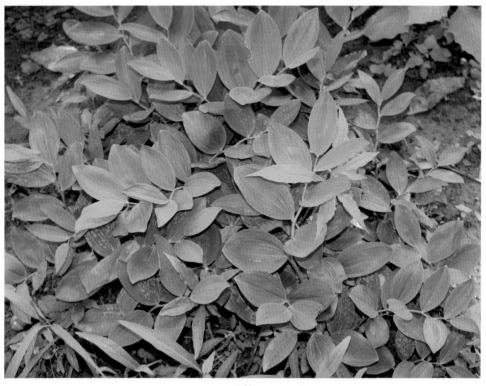

玉竹

烙烤蜗牛

原料 活蜗牛12只，芫荽、洋葱、西红柿、盐、茴香、蒜蓉、胡椒粉、奶油各适量。

制法 先将活蜗牛用盐水浸泡10分钟，并洗净外壳，放入沸水锅中煮20分钟，捞出用签子将肉挑出，去掉内脏，用矾水洗去黏液。将蜗牛肉放入锅内，加入茴香、洋葱末、盐和适量水煮沸，捞出涂上一层奶油，加蒜蓉、盐、胡椒粉等调味品拌匀，塞进洗净完整的蜗壳内，送入烤箱内烤几分钟（或放木炭火上烤），装盘配上芫荽、西红柿上桌即成。

用法 佐餐食用。

功效 清热解毒，平喘理气，健胃消食。

适用 哮喘病、尿频、高血压、高血脂、冠心病等。

蜗牛煲猪瘦肉

原料 鲜蜗牛肉60克（干品用30克），猪瘦肉100克，调料适量。

制法 将蜗牛连壳洗净后，用沸水烫死，以竹签挑出蜗牛肉，再用清水冲洗，煮汤调味服食。

用法 佐餐食用。

功效 养阴清热，消肿解毒。

适用 颈淋巴结结核、慢性颈淋巴结炎等。

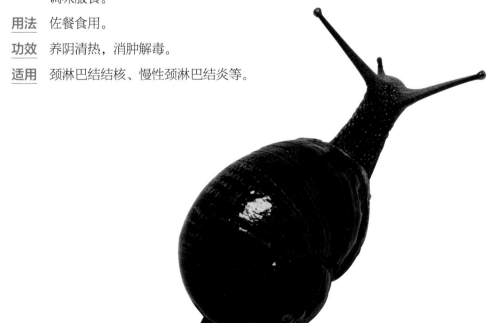

蜗牛

蜗牛汤

原料 蜗牛15克。

制法 用水煎蜗牛，取汤。

用法 每日3次。

功效 清热，解毒，利小便。

适用 小便不通。

蜗牛麝香糊

原料 带壳蜗牛5~6个，麝香0.15克。

制法 先将蜗牛捣烂压成饼状，麝香研为细末，备用。

用法 用温水洗净患者脐部，用75%酒精常规消毒，待干后将麝香纳入脐中，再将蜗牛饼敷盖于麝香末上，然后用塑料布覆盖，再用胶布固定，隔日用药1次。

功效 清热泻火。

适用 便秘。

蜗牛炖肉

原料 鲜蜗牛肉150克（干品用70克），猪瘦肉200克，料酒、盐、胡椒粉、葱段、姜片、猪油、肉汤各适量。

制法 将蜗牛洗净，放入沸水锅中煮一下，捞出，挑出肉，去内脏，再放沸水锅中焯透捞出。将猪肉洗净，放沸水锅中焯去血水，捞出洗净切片。烧热锅加入猪油，将葱、姜、肉放入锅中煸炒至水干。注入肉汤，加入蜗牛肉、料酒、盐、胡椒粉，炖至肉熟烂，去掉葱姜，即可出锅。

用法 食肉喝汤，每日1次。

功效 养阴清热，消肿解毒。

适用 心烦口燥等。

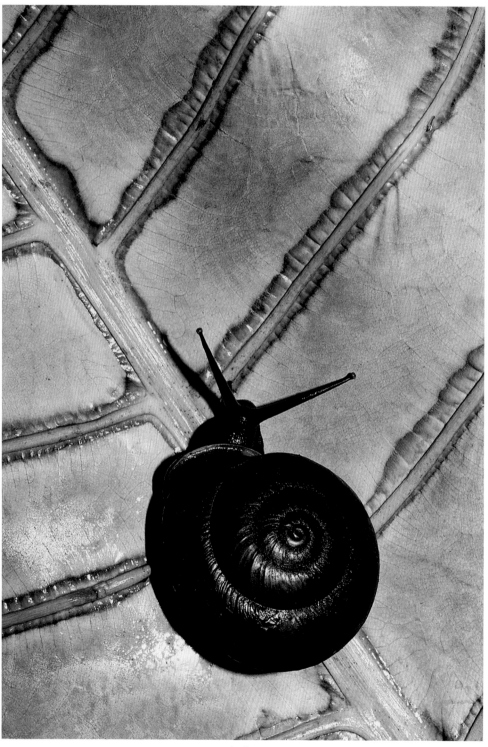

蜗牛

守宫

《纲目》

释名 | 壁宫，蝎虎（苏恭）；壁虎（时珍）；蝘蜓。

| 气味 | 咸，寒，有小毒。

| 主治 | 卒中瘫痪，手足不举，或历节风痛，及风痉惊痫，小儿疳痢，血积成痞，疠风瘰疬，疗蝎螫。（时珍）

| 附方 |

小儿脐风 ◆用壁虎后半截焙为末，男用女乳，女用男乳，调匀，入稀鸡矢少许，掺舌根及牙关。仍以手蘸摩儿，取汗出，甚妙。（《笔峰杂兴方》）

久年惊痫 ◆用守宫一个，剪去四足，连血研烂，入珍珠、麝香、龙脑香各一字，研匀，以薄荷汤调服。仍先或吐或下去痰涎，而后用此，大有神效。（《奇效方》）

小儿撮口 ◆用朱砂末安小瓶内，捕活蝎虎一个入瓶中，食砂末月余，等体赤，阴干为末。每薄荷汤服三四分。（方广《丹溪心法附余》）

心虚惊痫 ◆用褐色壁虎一枚，连血研烂，入朱砂、麝香末少许，薄荷汤调服。继服二陈汤，神效。（《仁斋直指方》）

瘫痪走痛 ◆用蝎虎（即蝘蜓）一枚（炙黄），陈皮五分，罂粟壳一钱，甘草、乳香、没药各二钱半，为末。每服三钱，水煎服。（《医学正传》）

历节风痛（不可忍者） ◆用壁虎三枚（生研），蛴螬三枚（湿纸包煨研），地龙五

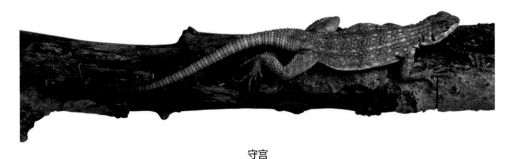

守宫

条（生研），草乌头三枚（生研），木香五钱，乳香末二钱半，麝香一钱，龙脑五分，合研成膏，入酒糊捣丸如梧桐子大。每日空心乳香酒服三十丸，取效。（《圣济总录》

破伤中风 ◆守宫（炙干，去足）七枚，天南星（酒浸三日，晒干）一两，腻粉半钱，为末，以薄面糊丸绿豆大。每以七丸，酒灌下，少顷汗出得解，更与一服，再汁即瘥。或加白附子一两，以蜜丸。（《圣惠方》）

疬风成癞 ◆用东行蝎虎一条焙干，大蚕沙五升水淘炒，各为末，以小麦面四升，拌作络索，曝干研末。每服一二合，煎柏叶汤下，日三服，取效。（《卫生宝鉴》）

瘰疬初起 ◆用壁虎一枚，焙研。每日服半分，酒服。（《青囊杂纂》）

血积成块 ◆用壁虎一枚，白面和一鸭子大，包裹研烂，作饼烙熟食之，当下血块。不过三五次即愈，其验。（《青囊杂纂》）

小儿疳疾 ◆用干雄蝎虎一个（微炙），蜗牛壳、兰香根、靛花、雄黄、麝香各一分，龙脑半分，各研为末，米醋煮糊丸黍米大。每脂麻汤下十丸，日二服，取效。（《奇效良方》）

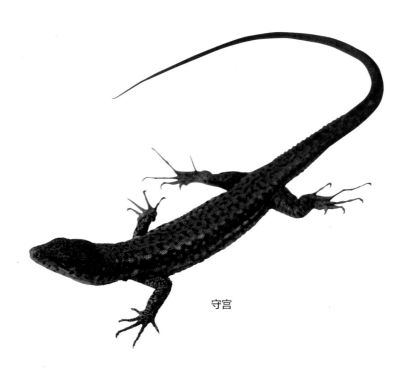

守宫

蚕蝎螫伤 ◆端午日午时收壁虎一枚，以鸡胆开一窍盛之，阴干。每以一星敷上即止，神效。（《青囊杂纂》）

痈疮大痛 ◆壁虎焙干研末，油调敷之，即止。（《医方摘要》）

粪

| **主治** | 烂赤眼。（时珍）

| **附方** |

胎赤烂眼（昏暗）◆用蝎虎数枚，以罐盛黄土按实，入蝎虎在内，勿令损伤。以纸封口，穿数孔出气。候有粪数粒，去粪上一点黑者，只取一头白者，唾津研成膏，涂眼睫周回，不得揩拭。次日早晨以温浆水洗三次，甚效。（《圣济总录》）

| **别名** | 蝘蜓、蝎虎、壁宫、天龙、辟宫子、地塘虫、爬壁虎。

| **来源** | 本品为壁虎科动物无蹼壁虎、多疣壁虎、蹼趾壁虎等的全体。

| **形态特征** | 无蹼壁虎，全长12厘米左右，体尾几等长。头扁宽，吻斜扁，吻鳞达鼻孔，其后方有3枚较大的鳞片；鼻孔近吻端；耳孔小，卵圆形；上唇鳞9～12枚，颏片2对，外侧1对较小；头体背面覆以细鳞。背部疣鳞交错排列成12～14纵行；胸、腹部鳞片较大，覆瓦状排列；尾背面鳞片排列略成环状，尾腹面中央有一纵排宽扁的鳞片。指、趾膨大，指、趾间无蹼迹，具单行指、趾下瓣，第1指、趾发育正常，无爪，其余均具爪。雄性尾基赘疣显著，肛前窝6～8个。背面灰棕色，躯干背面常有5～6条深色横纹；四肢及尾部也有深色横纹。

多疣壁虎，全长约10厘米，身体扁平，头大，略呈三角形，吻长，约为眼径的2倍。眼无活动性眼睑，瞳孔椭圆形，眼球覆有透明薄膜，鼓膜明显。上下颌长有细齿，舌形宽厚，顶端凹入，富有黏性，能在捕食昆虫时骤然突出粘取。中肢短，各具5趾，末端膨大，指间张有微蹼，除拇指外，均有钩爪，趾底具单行褶襞皮瓣，借此攀附于光滑的平面上爬行。尾尖长，约占体长的2/3，基部圆筒状，往后则呈平扁形而逐渐尖细。四肢和背上覆有颗粒状细鳞，

体侧和枕部杂有大型的结节，颏下鳞25对；胸腹鳞大，呈覆瓦状排列，尾鳞排成整齐的横环形，腹面中段有1条横列的长鳞。背部褐灰色而有黑斑或5条隐晦的条纹，下唇鳞和腹面白色，散有小形黑点。尾上有黑色横纹9条。

蹼趾壁虎，全长10～45厘米。吻斜扁，吻长明显大于眼径和眼至耳孔间的距离；吻鳞长方形，宽为其高的2倍，上缘与鼻间鳞、鼻孔相接，鼻孔圆形，近吻端，位于吻鳞、第1上唇鳞、鼻鳞之间；两上鼻鳞之间被1片小鳞隔开，个别的有2片小鳞相隔开；上唇鳞8～11片，下唇鳞8～11片，颏鳞三角形，颏片3～5对；眼大，瞳孔垂直椭圆形，颞部鼓起，耳孔明显，呈卵圆形，鼓膜内陷。头、躯干和四肢背面均被粒鳞而无疣鳞，喉部被以粒鳞，体腹面鳞片呈覆瓦状排列；趾成瓣状，趾间具蹼，第1趾无爪，具单行趾下瓣；尾略纵扁，背面被覆瓦状鳞片，腹面有1列横向扩大的鳞片，雄性具7～11个肛前窝，尾基部膨大，每侧有1个大疣鳞。体背灰褐色，躯干背面有6～10条浅色不规则横斑，尾背有9～12个浅色环状横斑；腹面白色。

| **性味归经** | 咸，寒，有小毒。归肝经。

| **功效主治** | 祛风定惊，解毒散结。主治历节风痛，四肢不遂，惊痫，破伤风，痛疬，疬风，风癣，噎膈。

| **用法用量** | 内服：煎汤，2～5克；研末，每次1～2克；也可浸酒或入丸、散。

| **使用禁忌** | 阴虚血少，津伤便秘者慎服。

| **精选验方** |

①**食管癌辅助治疗：**用壁虎50克（夏季用活壁虎10条），泽漆100克，锡块50克，共放入黄酒100毫升中浸泡5～7日，滤去药渣，制成壁虎酒。每日3次，口服，每次25～50毫升。

②**寻常狼疮：**壁虎10条。取壁虎裹入泥中，火煅存性，去泥研末，瓶装备用。口服，每次0.2～0.5克，陈酒或温开水送下，每日2次。

③**蛇头疔：**于野外捕捉活壁虎，将其头剪下，自其一侧口角处剪开，包贴于病患处，3小时后再更换新鲜的壁虎头贴敷，直至治愈。

④**化脓性骨髓炎：**壁虎40份，丹参、丹皮、蒲公英、地丁各20份，人工牛黄1

份。共研细末，装入胶囊。每次服4～6粒，每日2～3次。

⑤ **乳腺癌：** 壁虎20条，穿山甲、僵蚕、鹿角各50克，山慈姑、蜂房、郁金各25克，木鳖子、急性子、白丁香各15克。共研末，炼蜜为丸，10克重。每服1丸，每日2次。

⑥ **结核病：** 将壁虎焙干研末，装入胶囊。每日3次，每次3粒，用黄酒送服。已溃的可用壁虎干燥粉，掺于创口上，外以普通膏药贴敷。

| **实用药膳** |

壁虎散

原料　壁虎6个，朱砂4克。

制法　用镊子把活壁虎口张开，每个喂一些朱砂，放入瓶内，不久将食用朱砂死去的壁虎焙干，研末备用。用时取适量药粉，用醋调成糊状，敷于增生疼痛处，外用麝香膏固定，隔日换药。

用法　2次为1个疗程，隔3～5日可继续下1个疗程，直至疼痛消失为止。

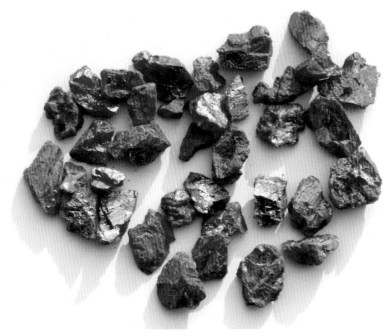

朱砂

功效 祛风定惊，消瘀散结。

适用 常发于颈、背、腰及足跟等处缠绵难愈的骨质增生症，症见局部疼痛麻木、活动受限等。

溶栓丸3号

原料 壁虎、黄连、金银花、僵蚕各50克，制乳香、制没药各60克，大黄、土鳖虫、水蛭各30克，蟾蜍皮15克，地龙130克。

制法 上药各焙干，研末，制成蜜丸，每丸10克。

用法 成人每次服1丸，每日3次。

功效 清热解毒，活血化瘀，消肿止痛。

适用 血栓性静脉炎。

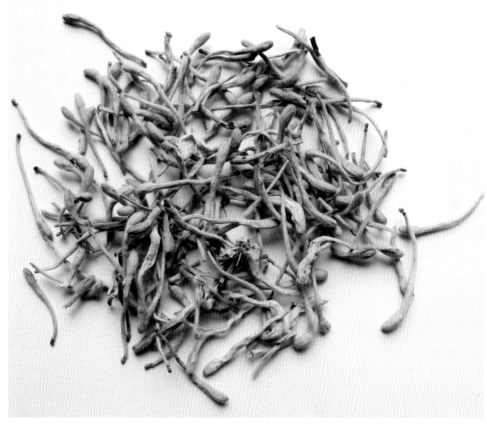

金银花

消白散

原料 壁虎、蜈蚣、汉三七各30克，朱砂、皂角、雄黄各15克，僵蚕、青黛、枯矾
各20克。

制法 上药共研为细末，装瓶备用。

用法 每次服用药末1.5克，每日2次。

功效 清热解毒，软坚止血。

适用 慢性粒细胞性白血病。

壁虎酒

原料 活壁虎5～10条，醇白酒500毫升。

制法 将壁虎放入盛酒的瓶内，置阴凉处，7日后饮用。

用法 每日1次，每次10毫升。

功效 祛风定惊，消瘀散结。

适用 常发于颈、背、腰及足跟等处缠绵难愈的骨质增生症。

蛤蚧

宋·《开宝》

释名 蛤蟹（《日华》）；仙蟾。

气味 咸，平，有小毒。

主治 久咳嗽，肺劳传尸，杀鬼物邪气，下淋沥，通水道。（《开宝》）下石淋，通月经，治肺气，疗咳血。（《日华》）肺痿咳血，咳嗽上气，治折伤。（《海药》）补肺气，益精血，定喘止嗽，疗肺痈消渴，助阳道。（时珍）

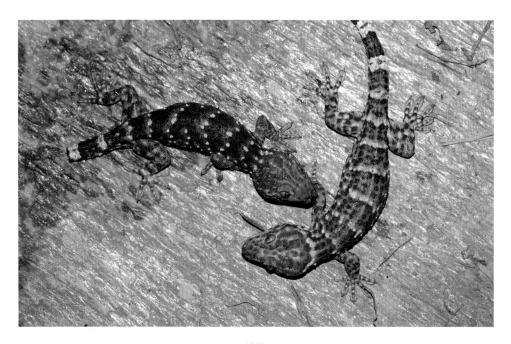

蛤蚧

附方

久嗽肺痈 ◆ 用蛤蚧、阿胶、鹿角胶、生犀角、羚羊角各二钱半，用河水三升，银石器内文火熬至半升，滤汁。时时仰卧细呷。日一服。

喘嗽面浮 ◆ 蛤蚧一雌一雄，头尾全者，法酒和蜜涂之，炙熟，紫团人参似人形者，半两为末，化蜡四两，和作六饼。每煮糯米薄粥一盏，投入一饼搅化，细细热呷之。（《普济本事方》）

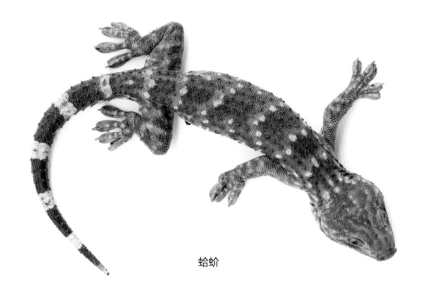

蛤蚧

别名	蛤解、蛤蟹、仙蟾、蚧蛇、大壁虎。
来源	本品为壁虎科动物蛤蚧的干燥尸体。
形态特征	陆栖爬行动物。形如大壁虎，全长30厘米以上。头呈三角形，长大于宽，吻端凸圆。鼻孔近吻端，耳孔椭圆形，其直径为眼径之半。头及背面鳞细小，成多角形，尾鳞不甚规则，近于长方形，排成环状；胸腹部鳞较大，均匀排列成覆瓦状。指、趾间具蹼；指趾膨大，底部具有单行劈褶皮瓣，第一指趾不特别短小但无爪，余者末端均具小爪。体背为紫灰色，有砖红色及蓝灰色斑点。
性味归经	咸，平。归肺、肾经。

功效主治	补肺益肾，纳气定喘，助阳益精。主治肺肾不足，虚喘气促，劳嗽咳血，阳痿，遗精。
用法用量	内服：3～6克，煎汤；研末服，每次1～2克；也可用1～2对浸酒服。
使用禁忌	风寒及实热咳喘均忌。

精选验方

① **火燥伤阴所致干咳：** 蛤蚧数只，蜂蜜30毫升，鲜萝卜适量。将蛤蚧焙干研末，每次取蛤蚧粉6克，用蜂蜜、萝卜煎水冲服。

② **咳嗽面浮、老年人肺虚咳喘：** 蛤蚧一对（连尾），涂以蜜、酒，放火上烤脆，研细末，加东北红参等量，共研匀，蜂蜜炼为丸如小豆大。每服3克，每日2次。

③ **肺虚型喘咳：** 蛤蚧2只，桑白皮12克，高丽参、五味子、法半夏、紫苏子各24克，川贝母、麦冬、茯苓、黄芪、沙参、阿胶、白果各30克，金银花、罂粟壳各48克，以上药共研为细末，炼蜜为丸，每丸重9克。每次1丸，每日2次。

④ **咳嗽气喘：** 蛤蚧1～2只，党参、北芪各30克，浸米酒1 500毫升，每日饮用10～20毫升。

实用药膳

人参蛤蚧酒

原料　蛤蚧（连尾）1对，人参
　　　（或红参）10～20克，米酒
　　　2 000毫升。

制法　先将蛤蚧放火上烤熟，与
　　　人参同浸于米酒中，7日后
　　　开始饮用。

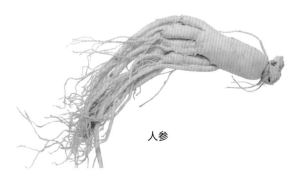

人参

用法　每日酌量饮20～50毫升。

功效　补肾壮阳，益气安神。

适用　身体虚弱、食欲不振、失眠健忘、阳痿早泄、肺虚咳喘、夜多小便等。

人参蛤蚧淮山粥

原料 蛤蚧1对，人参10克，淮山药30克，粳米100克。

制法 同放锅内加适量水，小火煮熟服食。

用法 早、晚分食。

功效 益气健脾，纳气，止咳平喘。

适用 咳嗽气短、纳差、汗多等。

参蛤粥

原料 蛤蚧1对，人参5克，大枣5个，粳米100克。

制法 人参、蛤蚧共碾细末和匀，大枣去核，与粳米同煮为稀粥。或先将大枣、人参煎汁去渣，再与粳米煮粥，粥成后分次调入蛤蚧粉。

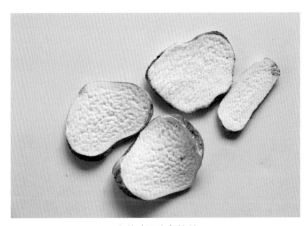

山药（野生）饮片

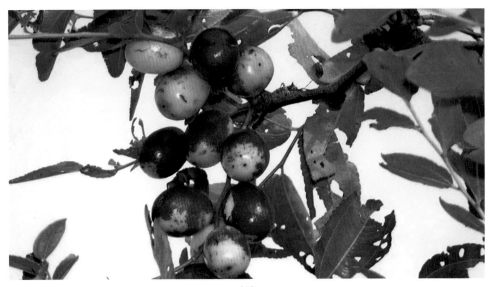

大枣

用法 早、晚分食。

功效 健脾益肾，止咳平喘。

适用 久咳出现的咳嗽气短、头晕乏力等。

蛤蚧煨乌鸡

原料 蛤蚧1对，乌鸡1只，高汤1 000毫升，盐、黄酒、葱、姜各适量。

制法 先杀蛤蚧，去皮、内脏，放入沸水中烫去血污；乌鸡宰杀治净，也入沸水中烫去血污；姜切块，葱切段。砂锅置火上，放入蛤蚧、乌鸡、高汤，加入姜块、葱段、黄酒、盐，用武火烧沸，撇去浮沫，然后改用大火煨至乌鸡肉烂骨酥即可。

用法 佐餐食用。

功效 补气血，定喘止咳。

适用 虚喘。

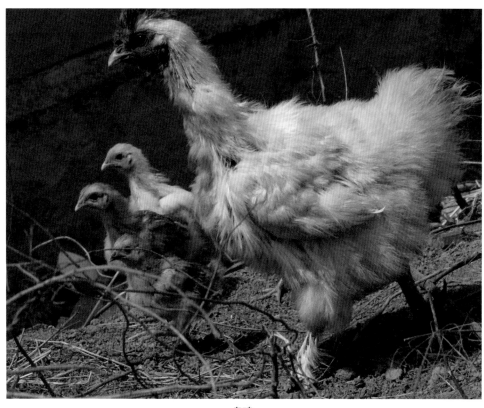

乌鸡

蛤蚧定喘酒

原料 蛤蚧2对，白酒2 500毫升。

制法 将蛤蚧去头、足、鳞，切成小块放于酒坛中，倒入白酒，加盖密封坛口，置于阴凉处，经常摇荡，浸泡30日后即成。

用法 每日2次，每次饮服15～20毫升。

功效 补肺益肾，纳气定喘。

适用 久病体虚的慢性虚劳喘咳、动则气喘、咳嗽少气、阳痿等。

虾仁蛤蚧酒

原料 蛤蚧1对，虾米500克，茴香、花椒各120克，木香末30克。

制法 上药除木香外，一并以盐化酒炙炒，再以木香末调匀，乘热收新瓶中密封。

用法 每次取1匙，空腹时以盐酒适量送服。

功效 补肾兴阳。

适用 肾阳亏虚所致阳痿等。

蛤蚧参龙瘦肉汤

原料 活蛤蚧1只，猪瘦肉100克，党参、龙眼肉各15克，大枣5个，调料适量。

制法 活蛤蚧刮鳞，剖腹，洗净切块；猪瘦肉切片，党参切段，龙眼肉洗净，大枣洗净去核。将以上诸料一同放入锅中，加适量水，烧开后加入黄酒、姜片、盐，小火炖至酥烂，调入味精、麻油即可。

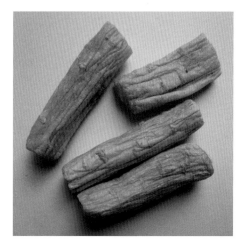

党参

用法 趁热食用。

功效 安神助眠，补肾壮阳。

适用 神经衰弱、肾虚阳痿、夜卧不宁等。

蛤蚧炖羊肉

原料 蛤蚧1对，羊肉、白萝卜各500克，味精、胡椒粉、盐、姜、葱、料酒、香菜各适量。

制法 蛤蚧用酒浸泡，除去头、鳞（留尾），切成小块。羊肉洗净，用开水焯去血水，切成块；姜拍松；葱切段；白萝卜去皮，切块。羊肉、蛤蚧、白萝卜、姜、葱、料酒一同放入炖锅内，加水适量。锅置武火上烧沸，撇去浮沫，再用文火炖45分钟，加入盐、味精、胡椒粉、香菜，搅匀即成。

用法 佐餐食用。

功效 益精助阳，补肺益肾。

适用 阳痿、体弱、肌肤不润、贫血等。

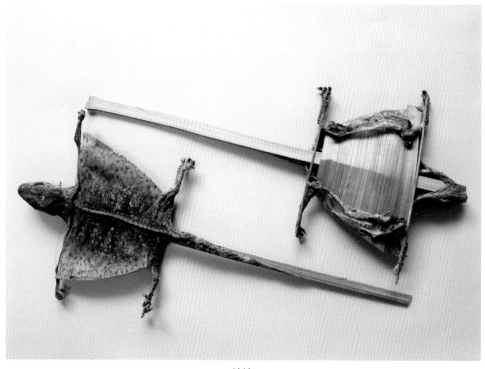

蛤蚧

蛤蚧菟丝酒

原料　蛤蚧1对，菟丝子、仙灵脾各30克，龙骨、金樱子各20克，沉香3克，白酒2 000毫升。

制法　将蛤蚧去掉头、足，粗碎，其余5味药加工细碎，与蛤蚧一同装入布袋扎紧，置容器中，加入白酒密封。每日振摇数下。浸泡20日，过滤去渣即成。

用法　每日3次，每次10毫升。

功效　补肾，壮阳，固精。

适用　阳痿、遗精、早泄、腰膝酸困、精神萎靡等。

蛤蚧炖冰糖

原料　蛤蚧10只，冰糖150克，清水适量。

制法　将蛤蚧焙干，研为细末，每次取蛤蚧末3克、冰糖15克放入砂锅（或不锈钢锅）内，加清水适量，煎煮10分钟即可。

用法　每日1剂，趁热温服，连服3周。

功效　补肺壮肾，清热解毒，化痰止咳。

适用　体虚哮喘绵延不愈者。

蛇蜕

《本经·下品》

释名┃蛇皮（甄权）；蛇壳（俗名）；龙退（《纲目》）；龙子衣（《本经》）；龙子皮（《别录》）。

┃气味┃咸、甘，平，无毒。

┃主治┃小儿百二十种惊痫蛇痫，癫疾瘈疭，弄舌摇头，寒热肠痔，蛊毒。（《本经》）炙用辟恶，止小儿惊悸客忤。煎汁敷疬疡，白癜风。催生。（《日华》）安胎。（孟诜）敷小儿重舌重腭，唇紧解颅，面疮月蚀，天泡疮，大人疔肿，漏疮肿毒。煮汤，洗诸恶虫伤。（时珍）

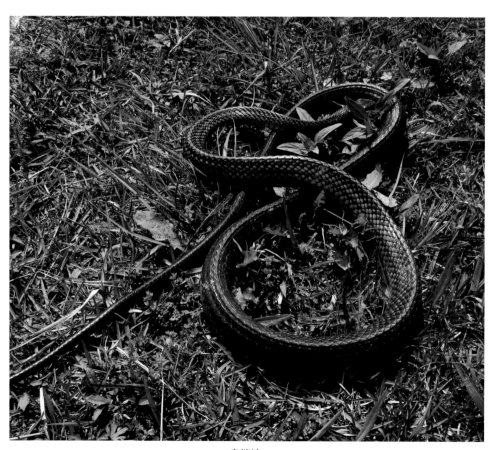

乌梢蛇

| 附方 |

大小口疮 ◆蛇蜕皮水浸软，拭口内，一二遍，即愈。仍以药贴足心。（《婴孩宝鉴》）

小儿木舌 ◆蛇蜕烧灰，乳和服少许。（《千金方》）

小儿重腭 ◆并用蛇蜕灰、醋调敷之。（《圣惠方》）

小儿解颅 ◆蛇蜕熬末，以猪颊车髓和，涂之，日三四易。（《千金方》）

小儿吐血 ◆蛇蜕灰，乳汁调，服半钱。（《子母秘录》）

痘后目翳 ◆用蛇蜕一条（洗焙），天花粉五分，为末。以羊肝破开，夹药缚定，米泔水煮食。（《齐东野语》）

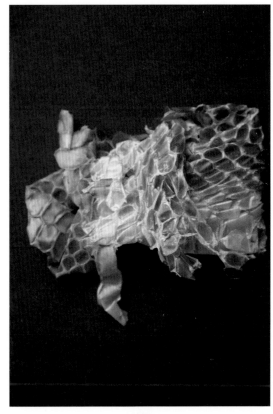

蛇蜕

卒生翳膜 ◆蛇蜕皮一条，洗晒细剪，以白面和作饼，炙焦黑色，为末。食后温水服一钱，日二次。（《圣惠方》）

小便不通 ◆全蛇蜕一条，烧存性研，温酒服之。

横生逆生、胞衣不下 ◆ 用蛇蜕炒焦为末，向东酒服一刀圭，即顺。（《千金方》）

妇人产难 ◆蛇蜕泡水，浴产门，自易。（《宝鉴》）

妇人吹乳 ◆蛇皮一尺七寸，烧末，温酒一盏服。（《产乳》）

肿毒 ◆无头蛇蜕灰，猪脂和涂。（《肘后方》）

恶疮似癞（十年不瘥者） ◆全蜕一条烧灰，猪脂和敷。仍烧一条，温酒服。（《千金方》）

别名	蛇符、蛇退、蛇壳、蛇皮、龙衣、龙子衣、龙子单衣。
来源	本品为游蛇科动物黑眉锦蛇、锦蛇或乌梢蛇等蜕下的干燥表皮膜。
形态特征	黑眉锦蛇：大型无毒蛇，全长可2米左右。上唇鳞9或8、10、7；颊鳞1；眶后鳞2；中央9～17行微棱；腹鳞222～267；肛鳞2片；尾下鳞76～122对。头和体背黄绿色或棕灰色；眼后有一条明显的黑纹，是该蛇命名的主要依据；体背的前、中段有黑色梯形或蝶状斑纹，略似秤星，故又名秤星蛇；由体背中段往后斑纹渐趋隐失，但有4条清晰的黑色纵带直达尾端，中央数行背鳞具弱棱。
	乌梢蛇：体全长可2.5米以上。体背绿褐或棕黑色及棕褐色；背部正中有一条黄色的纵纹；体侧各有两条黑色纵纹，至少在前段明显（成年个体），至体后部消失（有的个体是通身墨绿色的，有的前半身看上去是黄色，后半身是黑色）。次成体通身纵纹明显。头颈区别显著；吻鳞自头背可见，宽大于高；鼻间鳞为前额鳞长的2/3；顶鳞后有两枚稍大的鳞片；上唇鳞8，第七枚最大；下唇鳞8～10；背鳞鳞行成偶数16—16—14，中央2～4行起强棱，腹鳞雄192～204，雌191～205；肛鳞二分；尾下鳞雄95～137对，雌98～131对。
性味归经	咸、甘，平。归肝经。
功效主治	祛风，定惊，退翳，解毒。主治小儿惊风，抽搐痉挛，翳障，喉痹，疔肿，皮肤瘙痒。
用法用量	内服：2～3克，煎汤；或研末服，0.3～0.6克。外用：适量，煎汤洗涤或研末调敷。
使用禁忌	孕妇忌服。
精选验方	

①**中耳炎**：蛇蜕97%，小蜘蛛2%，冰片1%。共研细粉，瓶贮。先将耳内脓液洗净，吹入药粉，每日1次。

②**白内障**：蛇蜕1个，冰片2分，银朱1分。先将蛇蜕烧存性，后同其他药物共研细末。每日3次，每次放眼内少许。

③**乳房肿胀、疼痛**：蛇蜕、鹿角、露蜂房各9克。共烧存性，研细末。黄酒冲

服。每日2次，每次3克。

④**扁桃体炎**：蛇蜕3～5克，猪瘦肉100克。置锅中加水煎取汁200～250毫升。饭后1次服下，每日1剂，可连服2～3剂。

⑤**小便不通**：全蛇蜕1条。烧存性，研细。温酒冲服。

⑥**乳糜尿**：蛇蜕1尺。放瓦上焙干，研细末。加适量红糖冲服，每日1剂。

⑦**蛲虫**：蛇蜕6克(焙黄)，冰片1分。共研细末。临睡前抹肛门处。

⑧**翳膜遮睛**：蛇蜕、甘草各3克，木贼草6克，蝉蜕、谷精草、黄芩、苍术各9克，水煎服。

⑨**荨麻疹**：蛇蜕6克，鸡蛋2个。先煎蛇蜕，煮沸后打入鸡蛋，待鸡蛋熟后，吃蛋喝汤。

| 实用药膳 |

蛇蜕炒葱白

原料　蛇蜕（拇指粗）3厘米，葱白9厘米。

制法　将上药切碎，炒熟，夹在馒头内食用。

用法　10岁儿童1次量。每日1次。

功效　祛风，消肿，散结。

适用　流行性腮腺炎。

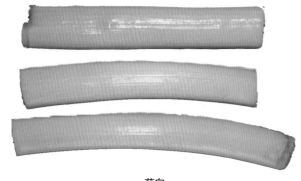

葱白

蛇蜕饮

原料　蛇蜕0.3克，红糖适量。

制法　将蛇蜕放瓦上焙干，研为末，放入茶杯内，加入适量红糖。

用法　冲开水为饮，每日1剂。

功效　清热解毒，利尿。

适用　乳糜尿。

蛇蜕散酒

原料　蛇蜕一尺七寸，好酒一盏。

制法　将蛇蜕烧令黑，细研，以好酒调匀。

用法　微温顿服，未甚效更服。

功效　清热解毒，祛风消肿。

适用　儿撮奶疼肿。

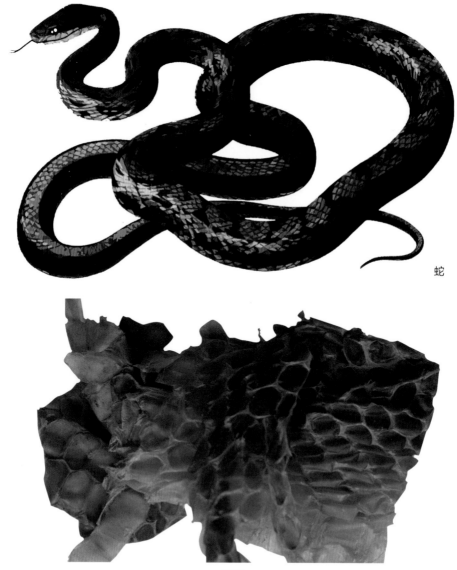

蛇

蛇蜕

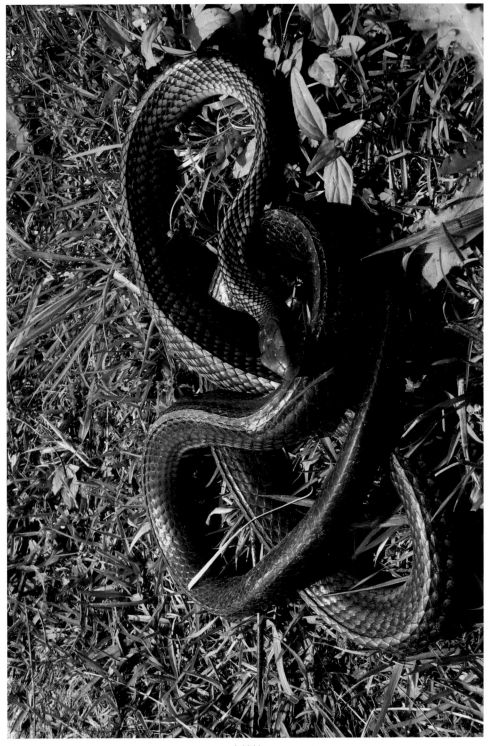

乌梢蛇

白花蛇

宋·《开宝》

释名 蕲蛇（《纲目》）；褰鼻蛇。

肉

| 气味 | 甘、咸，温，有毒。

| 主治 | 卒中湿痹不仁，筋脉拘急，口面㖞斜，半身不遂，骨节疼痛，脚弱不能久立，暴风瘙痒，大风疥癣。（《开宝》）通治诸风，破伤风，小儿风热，急慢惊风搐搦，瘰疬漏疾，杨梅疮，痘疮倒陷。（时珍）

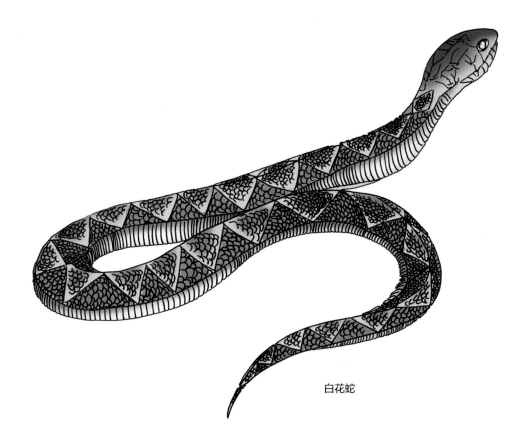

白花蛇

| 附方 |

风瘫疠风、遍身疥癣 ◆ 用白花蛇肉四两（酒炙），天麻七钱半，薄荷、荆芥各二钱半，为末。好酒二升，蜜四两，石器熬成膏。每服一钱，温汤服，日三服。急于暖处出汗，十日效。（《医垒元戎》）

诸风疠癣 ◆ 用白花蛇一条，酒润，去皮骨，取肉绢袋盛之。蒸糯米一斗，安曲于缸底，置蛇于曲上，以饭安蛇上，用物密盖。三七日取酒，以蛇晒干为末。每服三五分，温酒下。仍以浊酒并糟作饼食之，尤佳。（《瑞竹堂经验方》）

营卫不和（阳少阴多，手足举动不快） ◆ 用白花蛇酒煮，去皮、骨，瓦焙，取肉一两，天麻、狗脊各二两，为细末。以银盂盛无灰酒一升浸之，重汤煮稠如膏，银匙搅之，入生姜汁半杯，同熬匀，瓶收。每服半匙头，用好酒或白汤化服，日二次，神效极佳。（《备急方》）

脑风头痛（时作时止，偏头风） ◆ 用白花蛇（酒浸，去皮骨）、天南星（浆水煮软切，炒）各一两，石膏、荆芥各二两，地骨皮二钱半，为末。每服一钱，茶下，日三服。（《圣济总录》）

大风病 ◆ 白花蛇、乌梢蛇各取净肉二钱（酒炙），雄黄二钱，大黄五钱，为末。每服二钱，白汤下，三日一服。（《家珍》）

九漏瘰疬 ◆ 白花蛇（酒浸，取肉）二两（焙），生犀角一两二钱五分（镑研），黑牵牛五钱（半生半炒），青皮五钱，为末。每服二钱，入腻粉五分，五更时，糯米饮调下，利下恶毒为度。十日一服，可绝病根。忌发物。

杨梅疮 ◆ 倍方用花蛇肉（酒炙）、龟板（酥炙）、穿山甲（炙）、蜂房（炙）、汞粉、朱砂各一钱，为末，大枣肉捣丸梧桐子大。每服七丸，冷茶下，日三。先服发散药，后服此。忌鱼肉，服尽即愈，后服土茯苓药调之。用花蛇肉一钱，银朱二钱，铅二钱，汞二钱，为末，作纸捻九条。每用一条，于灯盏内香油浸，点灯安烘炉里，放被中，盖卧熏之，勿透风。一日三次。（《心法附余》）

痘疮黑陷 ◆ 白花蛇（连骨炙，勿令焦）三钱，大丁香七枚，为末。每服五分，以水和淡酒下，神效。移时身上发热，其疮顿出红活也。（《王氏手集》）

头

| **气味** | 有毒。

| **主治** | 癜风毒癞。（时珍）

| **附方** |

紫癜风 ◆以白花蛇头二枚（酒浸，炙），蝎梢一两（炒），防风一两，上为末。每服一钱，温酒下，日一服。（《圣济总录》）

| **别名** | 棋盘蛇、五步蛇、百步蛇、大白花蛇。

| **来源** | 本品为蝮蛇科动物尖吻蝮（五步蛇）除去内脏的干燥全体。

| **形态特征** | 头大扁平，呈三角形，吻端翘起，背面棕黑色，头侧土黄色，二色截然分明，背上具灰白色菱方形块17～19个，尾部3～5个。此斑由左右两侧大三角斑在背正中合拢形成，偶尔也有交错排列的，斑边缘色深，腹面乳白色；咽喉部有排列不规则的小黑点；腹中央和两侧有大黑圆斑。尾末端有一尖突。具长管牙，吻端由鼻间鳞与吻鳞尖出形成一上翘的突起，鼻孔与眼之间有一椭圆形颊窝。体鳞23—21—17行，具强棱。腹鳞157～171片。尾下鳞40～60，其前端约20枚为单行，个别成对，后段为双行。末端鳞片角质化形成一尖突物。

| **性味归经** | 甘、咸，温，有毒。归肝经。

| **功效主治** | 祛风，通络，止痉。主治风湿顽痹，麻木拘挛，卒中口眼㖞斜，半身不遂，抽搐痉挛，破伤风，麻风，疥癣。

| **用法用量** | 内服：5～15克，煎服；或研末服用，每次1～3克。

| **使用禁忌** | 本品性温有毒，如属阴亏血虚或内热生风之症，则当忌用。

| **精选验方** |

①脾虚肝亢证：蕲蛇适量。研细末，吞服，每服1.5克，每日2次。

②内风扰动证：蕲蛇粉。每次2克，每日3次，开水化服，连服15日。

③带状疱疹：蕲蛇30克，雄黄、冰片各等份，土茯苓20克，地榆15克。研细末，与适量蜂蜜或医用凡士林和匀，外涂患处，每日3次。

| 实用药膳 |

白花蛇酒

原料　白花蛇1条，糯米1 000克，酒曲适量。

制法　白花蛇酒润，去皮骨，取肉，装入纱布袋内。将糯米饭拌入酒曲，置于蛇肉上，加棉絮盖紧，夏天3日取酒，冬天7日取酒；取出蛇肉晒干，研为末。

用法　每次取蛇肉末1.5克，用酒送服。

功效　祛风除湿。

适用　风湿性瘫痪。

参蛇浸酒

原料　白花蛇10.25克，丹参50克，白酒（含量为62%）1 250毫升。

制法　将蛇剪碎，与丹参同浸于酒中，泡7日后服用。

用法　每日睡前服10～20毫升。

功效　祛风活络，强身健体。

适用　关节筋骨疼痛、有游走性疼痛表现者。

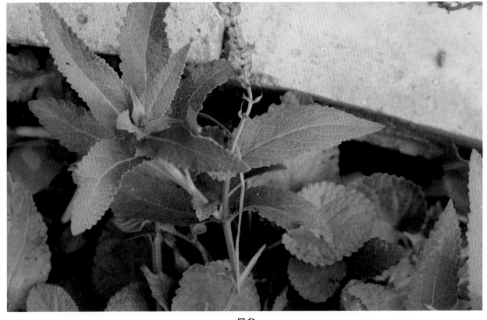

丹参

息风酒

原料 白花蛇、天麻各50克，防风30克，当归尾、甘菊花、丁公藤、生山楂各15克，白酒1 500毫升。

制法 上药为粗末，新纱布包好，入白酒中浸泡半月，密封。

用法 每次15～30毫升，每日2次，连服数日。

功效 祛风活络，补虚。

适用 卒中半身不遂。

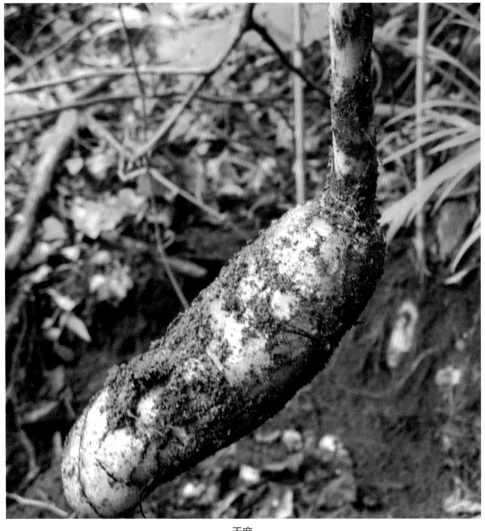

天麻

复方白花蛇酒

原料 白花蛇1条，五加皮、当归各20克，羌活、防风、天麻各15克，白酒1 000毫升。

制法 将方中各味药装入纱布袋，扎口，浸入盛酒的罐中，密封存放2周后，即可开封取用。

用法 每次1小盅，每日2次。

功效 祛风除湿，通经活络，散寒止痛。

适用 风湿阻络、寒滞经脉、气血不通之头身酸痛、关节痹痛、筋脉拘挛，或肌肉麻木，或口眼斜、半身不遂以及麻风、疥癣等。

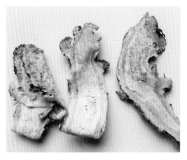

当归饮片

麻辣花蛇

原料 白花蛇1条，盐、酱油、花椒、生姜、麻油、辣椒籽、料酒各适量。

制法 把白花蛇宰杀，剥皮，切头，去杂，切块。把花椒、辣椒籽研末。生姜切丝。将配料同入油锅炸2分钟，捞出，沥油，锅中留底油，入蛇肉煸炒，加料酒、酱油、盐、配料、清水，待蛇肉煮烂，浇麻油出锅。

用法 佐餐食用。

功效 补气活血，温阳散寒，祛风通络。

适用 关节炎、动脉硬化症、末梢神经炎等。

乌蛇

宋·《开宝》

释名 乌梢蛇，黑花蛇（《纲目》）。

肉

气味 甘，平，无毒。

主治 诸风顽痹，皮肤不仁，风瘙瘾疹，疥癣。（《开宝》）功与白花蛇同，而性善无毒。（时珍）

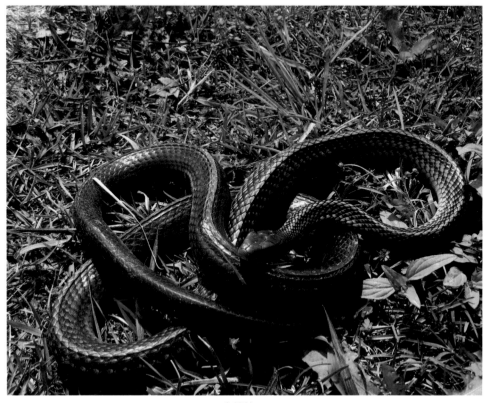

乌梢蛇

| 附方 |

大风 ◆用乌蛇三条蒸熟，取肉焙研末，蒸饼丸米粒大，以喂乌鸡。待尽杀鸡烹熟，取肉焙研末，酒服一钱。或蒸饼丸服。不过三五鸡即愈。（《朝野佥载》）

紫白癜风 ◆乌蛇肉（酒炙）六两，枳壳（麸炒）、牛膝、天麻各二两，熟地黄四两，白蒺藜（炒）、五加皮、防风、桂心各二两，锉片，以绢袋盛，于无灰酒二斗中浸之，密封七日。每温服一小盏。忌鸡、鹅、鱼肉、发物。（《圣惠方》）

面疮黯疱 ◆乌蛇肉二两，烧灰，腊猪脂调敷。（《圣惠方》）

婴儿撮口不能乳 ◆乌蛇（酒浸，去皮骨，炙）半两，麝香一分，为末。每用半分，荆芥煎汤调灌之。（《圣惠方》）

破伤中风 ◆用白花蛇、乌蛇，并取项后二寸，酒洗润取肉，蜈蚣一条（全者，炙），上为末。每服三钱，温酒调服。（《普济方》）

胆

| 主治 | 大风疠疾，木舌胀塞。（时珍）

| 附方 |

大风疾 ◆ 用冬瓜一个，截去五寸长，去瓤，掘地坑深三尺，令净，安瓜于内。以乌蛇胆一个，削梨一个，置于瓜上，以土隔盖之。至三七日，看一度，瓜末甚坏，候七七日，三物俱化为水，在瓜皮内，取出。每用一茶脚，以酒和服之，三两次立愈。（《王氏博济方》）

木舌塞胀 ◆用蛇胆一枚，焙干为末，敷舌上，有涎吐去。（《圣惠方》）

皮

| 主治 | 风毒气，眼生翳，唇紧唇疮。（时珍）

| 附方 |

小儿紧唇（脾热唇疮） ◆并用乌蛇皮烧灰，酥和敷之。（《圣惠方》）

卵

| 主治 | 大风癞疾。

| 别名 | 南蛇、乌梢蛇、乌花蛇、黑风蛇、剑脊蛇、黄风蛇、剑脊乌梢蛇。

| 来源 | 本品为游蛇科动物乌梢蛇除去内脏的干燥全体。

| 形态特征 | 体长可达2米，鼻孔大，椭圆形。眼大。体背呈青灰褐色，各鳞片边缘黑褐色。背中央的2行鳞片为黄色或黄褐色，其外侧的2行鳞片呈黑色纵线。上唇及喉部淡黄色；腹鳞灰白色，其后半部则呈青灰色。鼻间鳞宽大于长，眼上鳞大，长与其额鳞前缘至吻端的距离相等，有一较小的眼前下鳞，眼后鳞2片，上唇鳞8片，第4、5片入眼，下唇鳞9～11片，第6片最大。体鳞16—16—14行，少数17—14—14行。从颈的后部起背中央有2～4行鳞片起棱。腹鳞186～205片，肛鳞2裂。尾下鳞101～128对。

| 性味归经 | 甘，平。归肝经。

| 功效主治 | 祛风，通络，止痉。主治风湿顽痹，麻木拘挛，卒中口眼㖞斜，半身不遂，癫痫抽搐，手足痉挛，破伤风，麻风，疥癣。

| 用法用量 | 内服：6～12克，煎服；或入散剂，每次2～3克。

| 使用禁忌 | 阴亏血虚或内热生风者宜慎用。

| 精选验方 |

①癫痫：乌梢蛇480克，壁虎、陈胆星各100克，广地龙120克。将上药烘干，研极细末，过筛拌匀，贮瓶内密封备用。6岁以下每次服3克，7～11岁每次服9克，12岁以上每次服13克；每天早晚各1次，温开水送服。1个月为1个疗程。

②风湿性心脏病：乌梢蛇30克，丹参50克，五味子10克，石菖蒲20克。水煎3次，混合煎液，小白花蛇1条（研细）冲服，每日3次。

③骨关节结核：乌梢蛇，去头、皮、内脏，焙干研粉，过120目筛，装入00号胶囊备用。第一周早晚各服2个胶囊；第二周早中晚各服2个；第三周早晚各服3个，中午2个；第四周早中晚各服3个；第五周早中晚各服4个。

④类风湿性关节炎肝肾不足，风寒湿阻证：乌梢蛇、黄芪、知母各15克，蜈蚣、川乌、草乌各2.5克，炙地龙、徐长卿、仙灵脾、威灵仙各10克，三七5克，鹿

角片1.5克，生地黄20克，甘草3克。用上药每次加水500毫升，煎取药汁2次，混合2煎汁。每日1剂，分2次服用。

⑤**骨质增生**：乌梢蛇60克，威灵仙72克，当归、防风、土鳖虫、全蝎各36克。将上药共研细末，每次3克，每日2次，温开水送服。

⑥**腰椎间盘突出症**：乌梢蛇30克，独活20克，川牛膝、汉防己、伸筋草、豨莶草各15克。水煎3次，分3次服，同时取土鳖虫3克分3次研末冲服，每日1剂。

| 实用药膳 |

黄芪乌蛇酒

原料　乌蛇肉90克，炙黄芪60克，当归40克，桂枝30克，白芍25克，白酒3 000毫升。

制法　将上药切碎，放入酒坛中，倒入白酒，密封，隔水煮1小时，再埋入地下土中，7日后即成。

用法　每日3次，每次饮服15～30毫升。

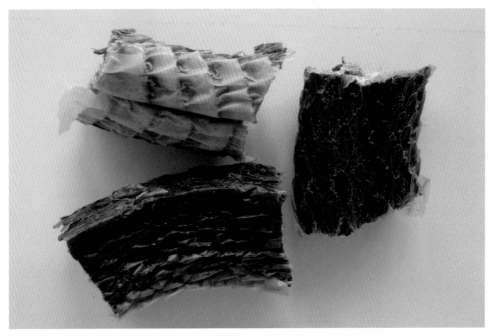

乌梢蛇饮片

功效 补气活血，祛风通络。

适用 半身不遂或肌肉消瘦、肢体麻木、半身偏枯等。

清炖乌蛇

原料 乌蛇1条，盐、味精、葱、生姜、黄酒各适量。

制法 将乌蛇去皮、头、尾和内脏，洗净，切成3厘米长的节。取砂锅一个，将乌蛇肉放入锅内，加葱段、姜片、黄酒，加水适量，置武火上烧沸，再改用文火炖至熟透，加盐、味精即成。

用法 佐餐食肉饮汤，每日1次。

功效 祛风湿，通经络。

适用 风湿性腰腿痛、肩周炎。

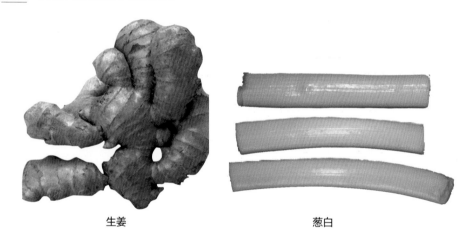

生姜   葱白

辣椒炖蛇肉

原料 乌梢蛇肉250克，尖头辣椒20克，葱、姜、料酒、白糖、酱油、盐各适量。

制法 将乌梢蛇宰杀，洗净，切段，辣椒洗净、切段，同入锅中，加葱段、姜片、料酒、白糖、酱油、清水各适量，用武火烧沸后，改用文火将蛇肉煨至八成熟，放入盐，煨炖至蛇肉熟烂即成。

用法 佐餐，随量服食。

功效 祛风散寒，舒筋通络。

适用 风寒阻络型老年颈椎病。

乌蛇牛膝煲

原料 乌梢蛇1条，川牛膝、怀牛膝、威灵仙各15克，盐、味精、黄酒、姜片等各适量。

制法 先将川牛膝、怀牛膝、威灵仙清洗后用布包好，放入汤煲中，注入两汤碗水，武火煲之。乌梢蛇去皮及内脏、头尾，用清水洗净，分段切开。待汤煲水开时，把蛇段及姜片放入，待水再翻滚，改用文火，直煲至半碗水时加盐、味精等佐料适量，即成。

用法 佐餐服用，吃肉喝汤。

功效 祛风通络，散寒壮腰。

适用 风湿腰腿痛。

乌蛇祛风汤

原料 乌梢蛇1条，盐、猪油、姜各适量。

制法 将乌梢蛇宰杀，洗净，切段，放入锅中，加适量水，置火上煮至蛇肉熟烂后，加猪油、盐、姜调味即成。

用法 饮汤吃蛇肉。随餐适量服用。

功效 祛风除湿，解毒止痛。

适用 风湿痹痛。

乌梢蛇汤

原料 乌梢蛇2条。

制法 将乌梢蛇按常法宰杀，加清水熬汤，入佐料调味后装盘即成。

用法 每日1剂，吃肉饮汤，连吃4~5日。

功效 祛风除湿，止痒。

适用 湿疹。

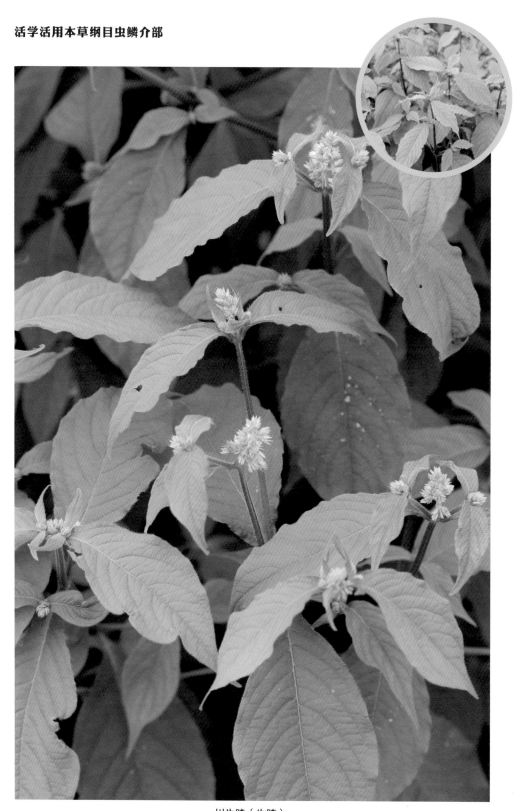

川牛膝（牛膝）

茄子炖乌蛇

原料 乌梢蛇1条，茄子100克，黄酒50毫升，盐、味精、水淀粉皆适量。

制法 把蛇宰杀，去杂，洗净，入锅，加水，用文火炖20分钟后捞出，剥下蛇肉，切成丝，回锅，用文火炖60分钟，捞出。茄子切成丝，与蛇肉丝同入锅，加入煮蛇的原汤、黄酒，再用文火炖30分钟，加盐、味精，用水淀粉勾芡即可。

用法 随餐食用。

功效 凉血祛风，消肿止痛。

适用 高血压、冠心病、心绞痛、风湿性关节炎。

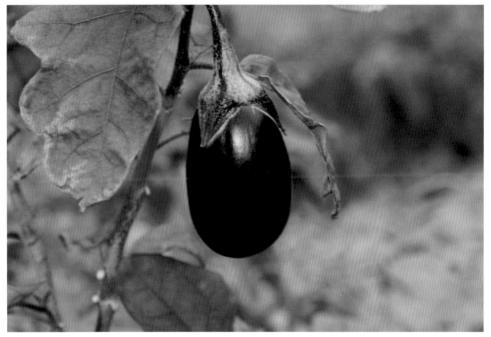

茄子

鲤鱼

《本经·上品》

释名 时珍日：鲤鳞有十字纹理，故名鲤。虽困死，鳞不反白。

肉

气味 甘，平，无毒。

主治 煮食，治咳逆上气，黄疸，止渴。治水肿脚满，下气。（《别录》）治怀妊身肿，及胎气不安。（《日华》）煮食，下水气，利小便。（时珍）烧末，能发汗，定气喘咳嗽，下乳汁，消肿。米饮调服，治大人小儿暴痢。用童便浸煨，止反胃及恶风入腹。治上气，咳嗽喘促。（《心镜》）

附方

水肿胀满 ◆赤尾鲤鱼（一斤）破开，不见水及盐，以生矾五钱研末，入腹内，火纸包裹，外以黄土泥包，放灶内煨熟取出，去纸、泥，送粥。食头者上消，食身、尾

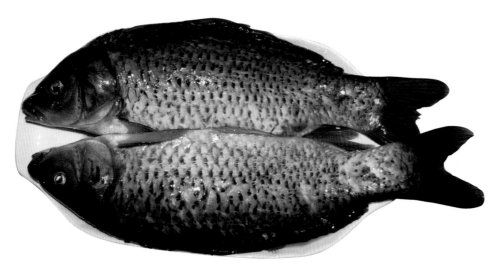

鲤鱼

者下消，一日用尽。屡试经验。（《杨拱医方摘要》）

妊娠感寒 ◆用鲤鱼一头烧末，酒服方寸匕，令汗出。（《子母秘录》）

胎气不长 ◆用鲤鱼肉同盐、枣煮汁，饮之。（《集验方》）

胎动不安 ◆鲤鱼一个（治净），阿胶（炒）一两，糯米二合，水二升，入葱、姜、橘皮、盐各少许，煮臛食。五七日效。（《圣惠方》）

乳汁不通 ◆用鲤鱼一头烧末。每服一钱，酒调下。（《产宝》）

咳嗽气喘 ◆用鲤鱼一头去鳞，纸裹炮熟，去刺研末，同糯米煮粥，空心食。《食医心镜》。

反胃吐食 ◆用鲤鱼一头，童便浸一夜，炮焦研末，同米煮粥食之。（《寿域神方》）

一切肿毒（已溃未溃者） ◆用鲤鱼烧灰，醋和涂之，以愈为度。（《外台秘要》）

积年骨疽 ◆熬饴糖勃疮上，仍破生鲤鱼搧之。顷时刮视，虫出。更洗敷药，虫尽则愈。（《肘后方》）

小儿木舌（长大满口） ◆鲤鱼肉切片贴之，以帛系定。（《圣惠方》）

胆

| **气味** | 苦，寒，无毒。

| **主治** | 目热赤痛，青盲，明目。久服强悍，益志气。（《本经》）点眼，治赤肿翳痛。涂小儿热肿。（甄权）点雀目，燥痛即明。（《肘后》）

| **附方** |

小儿咽肿（痹痛者） ◆ 用鲤鱼胆二七枚，和灶底土，以涂咽外，立效。（《千金方》）

大人阴痿 ◆鲤鱼胆、雄鸡肝各一枚为末，雀卵和，丸小豆大。每吞一丸。（《千金方》）

睛上生晕（不问久新） ◆鲤鱼长一尺二寸者，取胆滴铜镜上，阴干，竹刀刮下。每点少许。（《圣济总录》）

赤眼肿痛 ◆用鲤鱼胆十枚，腻粉一钱，和匀瓶收，日点。（《圣济总录》）

脂

| 主治 | 食之，治小儿惊忤诸痫（大明）。

脑髓

| 主治 | 诸痫。（苏恭）煮粥食，治暴聋。（大明）和胆等份，频点目眦，治青盲。（时珍）

| 附方 |

耳卒聋 ◆竹筒盛鲤鱼脑，于饭上蒸过，注入耳中。（《千金方》）

耳脓有虫 ◆鲤鱼脑和桂末捣匀，绵裹塞之。（《千金方》）

血

| 主治 | 小儿火疮，丹肿疮毒，涂之立瘥。（苏恭）

肠

| 主治 | 小儿肌疮。（苏恭）聤耳有虫，同酢捣烂，帛裹塞之。痔瘘有虫，切断炙熟，帛裹坐之。俱以虫尽为度。（时珍）

目

| 主治 | 刺疮伤风、伤水作肿，烧灰敷之，汁出即愈。（藏器）

齿

| 主治 | 石淋。（《别录》）颂曰：《古今录验》：治石淋。用齿一升研末，以三岁醋和。分三服，一日服尽。《外台》：治卒淋，用酒服。

骨

| **主治** | 女子赤白带下。（《别录》）阴疮，鱼鲠不出。（苏恭）

皮

| **主治** | 瘾疹。（苏恭）烧灰水服，治鱼鲠六七日不出者。日二服。（《录验》）

鳞

| **主治** | 产妇滞血腹痛，烧灰酒服。亦治血气。（苏颂）烧灰，治吐血，崩中漏下，带下痔瘘，鱼鲠。（时珍）

| **附方** |

痔漏疼痛 ◆鲤鱼鳞二三片，绵裹如枣形，纳入坐之，其痛即止。（《儒门事亲》）

诸鱼骨鲠 ◆鲤脊三十六鳞，焙研，凉水服之，其刺自跳出，神妙。（《笔峰杂兴》）

鼻衄不止 ◆鲤鱼鳞炒成灰。每冷水服二钱。（《普济方》）

| **别名** | 鲤子、赤鲤鱼、鲤拐子。
| **来源** | 为鲤科动物鲤鱼的肉或全体。
| **形态特征** | 鲤鱼，体呈纺锤形，侧扁，腹部圆。吻钝。口端位，呈马蹄形。须2对。眼小，位于头纵轴的上方。下咽齿3行，内侧齿呈臼齿形。鳞大，侧线鳞33～39。鳃耙一般为18～22。背鳍3，第3硬刺坚强，后缘有锯齿。臀鳍3～5，第3硬刺后缘也有锯齿。身体背部纯黑色，侧线的下方近金黄色，腹部淡白色。背、尾鳍基部微黑，雄鱼尾鳍和臀鳍橙红色。
| **性味归经** | 甘，平。归脾、肾、胃、胆经。
| **功效主治** | 健脾和胃，利水下气，通乳，安胎。主治胃痛，泄泻，水湿肿满，小便不利，脚气，黄疸，咳嗽气逆，胎动不安，妊娠水肿，产后乳汁稀少。

| 用法用量 | 内服：蒸汤或煮食，100~240克。外用：适量，烧灰，醋调敷。

| 使用禁忌 | 风热者慎服。

| 精选验方 |

①病后或产后调补：鲤鱼500克。加水煮汤至鱼烂熟，用胡椒、盐少许调味，饮汤吃肉。

②肝硬化伴浮肿或腹水，慢性肾炎水肿，妊娠水肿：鲤鱼500克，赤小豆50克。将赤小豆用水煮开后，放入鲤鱼，一同煮熟，不加任何调料，每日早饭时趁热1次服完。

③黄疸病后期：赤尾鲤鱼500克，白矾15克。将白矾研末，装入鱼腹内，草纸包裹，黄泥封固，置火灰中煨热，去纸和泥，淡食。每日分2次服食。

④产后气血虚亏，乳汁不足：大鲤鱼1尾，当归15克，黄芪50克。煎汤服，每日1剂。

⑤黄疸：大鲤鱼1条(去内脏，不去鳞)。放火中煨熟，分次食用。

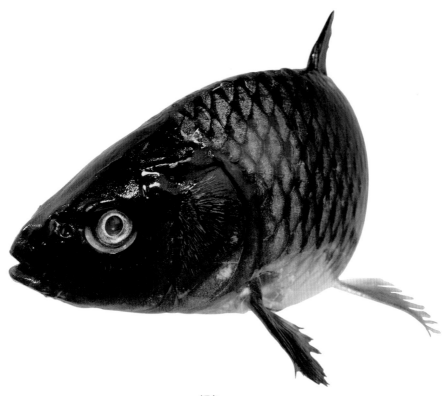

鲤鱼

| 实用药膳 |

安胎鲤鱼粥

原料　活鲤血1条（500克左右），苎麻根10克，糯米50克。

制法　先将苎麻根煎煮去渣取汁。鲤鱼去鳞及肠杂，洗净切块煎汤。用苎麻根汁、
　　　鲤鱼汤和糯米共煮粥食。

用法　每日2次，空腹温食。5日为1个疗程。

功效　清热，止血，安胎。

适用　阴虚血热之胎漏，症见妊娠期阴道下血鲜红、五心烦热、口干咽燥而有流产
　　　先兆者。

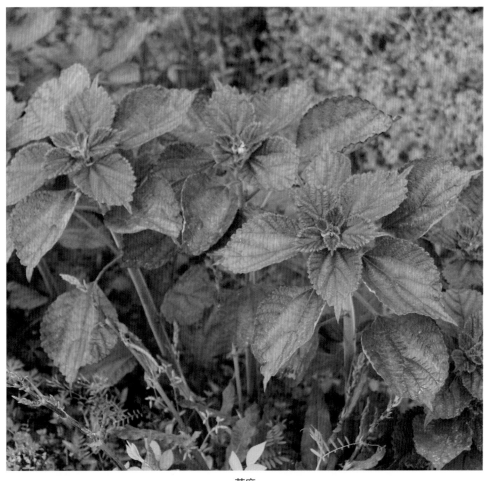

苎麻

冬瓜鲤鱼汤

原料 鲤鱼1条，冬瓜1 000克，盐、料酒、白糖、姜片、葱段、花生油、胡椒粉各适量。

制法 鲤鱼去鳞、鳃、鳍及内脏，洗净沥干；冬瓜去皮、瓤，洗净切片。锅置火上，下油烧热，入鲤鱼煎成金黄色；锅中注入适量清水，加入冬瓜片、料酒、盐、白糖、葱段、姜片，煮至鱼熟瓜烂，拣去葱、姜，加入胡椒粉调味，稍煮即成。

用法 佐餐食用。

功效 减肥，清热解毒，化痰利尿。

适用 小便不畅、肥胖者。

黄芪烧鲤鱼

原料 鲤鱼500克，黄芪50克，生姜10克，味精、盐各适量。

制法 鲤鱼去鳞及内脏，洗净；黄芪、生姜洗净，将生姜拍破，与黄芪用纱布包好。锅置火上，注入清水，放进鲤鱼、黄芪生姜包，用武火烧沸，撇去浮沫，改用文火烧至鱼肉熟且汤浓时，捞出黄芪生姜包不用，加入调料即成。

用法 佐餐食用。

功效 补气健脾，利水消肿。

适用 慢性肾炎伴有气短、尿频。

巴豆鲤鱼汤

原料 鲤鱼1条（约500克），巴豆12粒，调料适量。

制法 将鲤鱼去鳞及内脏，洗净，将巴豆塞入鱼腹中，一齐放入砂锅中，加水煎煮至鱼熟，去巴豆，加调料即成。

用法 食肉喝汤。

功效 利水消肿，补虚逐水。

适用 肝硬化腹水、肾炎水肿。

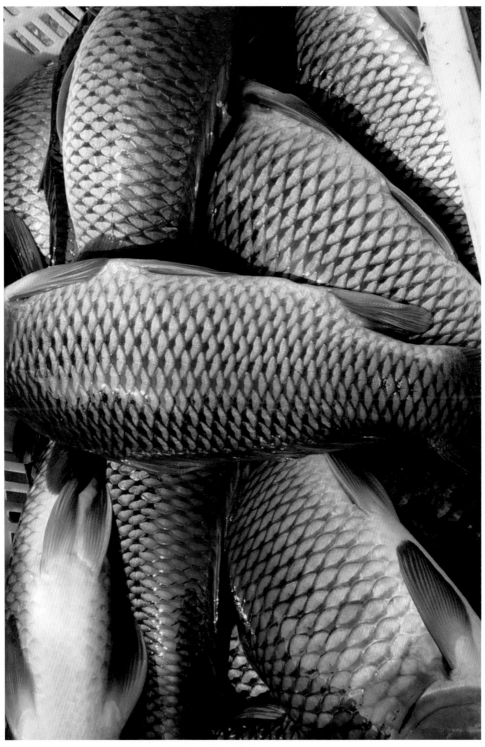

鲤鱼

鲤鱼豆豉汤

原料 鲤鱼100克，淡豆豉30克，生姜9克，陈皮6克，胡椒粉0.5克。

制法 将以上材料一同放砂锅内煮汤，汤熟后调味服食。

用法 每日或隔日1次，连服4～5日。

功效 健脾化湿。

适用 小儿脾胃湿困厌食。

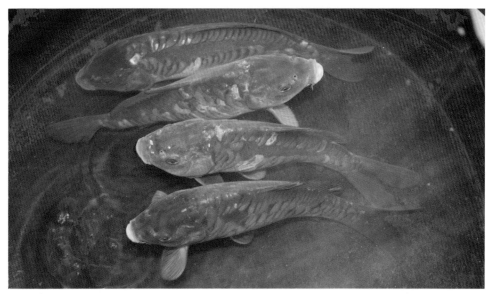

鲤鱼

黑豆炖鲤鱼

原料 鲤鱼1条，黑豆50克，生姜、大蒜、黄酒、盐、清汤各适量。

制法 将鲤鱼去鳞、鳃及内脏，用清水冲洗干净。油锅上火，八成热时放入鲤鱼，炸熟之后，把洗净的黑豆放入锅中，同时加入汤汁，烧开之后，加入调料，稍煮即成。

用法 佐餐食用。

功效 补益肝肾，消肿利水。

适用 慢性肾炎、营养不良性水肿等。

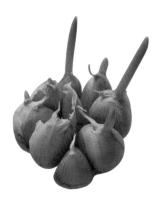

大蒜

鲤鱼糯米粥

原料 鲤鱼500克，糯米100克，调料适量。

制法 将鲤鱼剖肚，洗净，用干净的湿吸水纸包好，放入柴禾灶余灰中煨熟，然后用煨熟的鱼肉与糯米一起放入锅中加水慢熬成粥，加入姜丝、盐、味精、麻油即可。

用法 每日2次，连服5～7日。

功效 润肺止咳。

适用 肺虚、咳嗽气喘等。

鲤鱼银耳汤

原料 鲤鱼约500克，水发银耳50克，调料适量。

制法 将鲤鱼剖开去鳃、内脏，留鳞，洗净，斩块，银耳洗净撕碎。将二者一同放入砂锅中，加适量水，水开后放入姜丝、盐，小火炖至酥烂，加入味精、麻油即可。

用法 佐餐食用。

用法 消肿，止咳。

适用 妊娠水肿、阴虚咳嗽等。

催乳鲤鱼汤

原料 鲤鱼1条，猪蹄1只，通草10克，葱白少许。

制法 将鲤鱼去鳞、鳃及内脏，洗净粗切；猪蹄去毛，洗净，剖开备用。将鲤鱼、猪蹄、通草和葱白一起放入锅内，加水适量，上火煮至肉熟汤浓即可。

用法 饮汤食肉。每日2次，每次喝汤1小碗，服后2～3日即可见效。

功效 通窍催乳。

适用 产后乳汁不下或乳少。

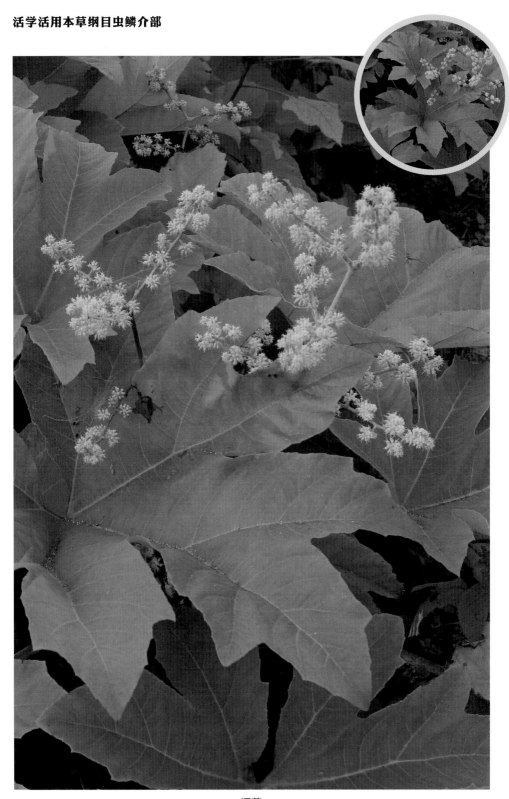

通草

当归鲤鱼汤

原料 鲤鱼1尾（约500克），当归20克，生姜5克，米酒15毫升，调料适量。

制法 将鲤鱼宰剖后，去鳞及内脏洗净，入砂锅内，加清水适量，下当归、生姜、米酒，文火闷炖至鱼肉熟烂，加入调料即可。

用法 去当归，食鱼饮汤，每日2次。

功效 养血调经。

适用 血虚所致月经后期。

鳞甲酒

原料 鲤鱼鳞500克，米酒适量。

制法 将鱼鳞用小火熬成鱼鳞胶备用。

用法 每日1剂，取鳞胶30克，温100毫升米酒冲服。连服30日为1个疗程。

功效 疏肝理气，解郁。

适用 子宫颈癌引起的心情忧郁、胸胁或小腹胀痛、心烦易怒、周身窜痛、口干不欲饮、白带增多、宫颈糜烂等。

鲤鱼脑髓粥

原料 鲤鱼脑髓60克，粳米250克，姜末、盐、味精、葱花各适量。

制法 将鲤鱼取出，洗净，与粳米同煮粥。待粥快熟时，再下鱼脑及调料，稍煮即成。

用法 每食适量。

功效 填精益脑，聪耳。

适用 老人耳聋。

鲢鱼

《纲目》

释名 | 鲢鱼。

肉

|气味|甘，温，无毒。

|主治|温中益气。多食，令人热中发渴，又发疮疥。（时珍）

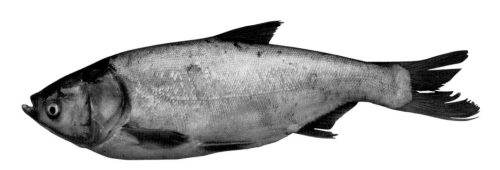

鲢鱼

|别名|白叶、鲢子、白鲢、白脚鲢、洋胖子。

|来源|本品为鲤科动物鲢鱼的肉。

|形态特征|鲢鱼，体侧扁而稍高，腹部狭窄，腹棱自胸鳍直达肛门。头大，约为体长的1/4。吻短，钝圆，口宽。眼小，位于头侧中轴之下。咽头齿1行，草履状而扁平。鳃耙特化，愈合成一半月形海绵状过滤器。体被小圆鳞。侧线鳞108~120，广弧形下臀鳍3，中等长，起点在背鳍基部后下方。胸鳍7，起点距胸鳍比距臀鳍为近，长不达肛门。尾鳍深叉状。腹腔大，腹膜黑色。鳔2室，前室长而膨大，后室末端小而呈锥形。体背侧面暗灰色，下侧银白色，各鳍淡灰色。

性味归经	甘，温。归脾、胃经。
功效主治	温中益气，利水。主治久病体虚，水肿。
用法用量	内服：煮食，100～250克。
使用禁忌	患痘疹、疟疾、痢疾、目疾及疮疡者慎服。

| 精选验方 |

①**水肿：** 鲢鱼1条，赤小豆30克。煮食。

②**脾胃虚寒，食欲不振等：** 鲢鱼1条，去鳞、鳃及肠杂，切片；干姜6克，盐适量，同煮熟食用。

③**产后少乳：** 鲢鱼1条，去鳞、鳃及肠杂，丝瓜2条（或丝瓜仁50克）。同煮汤，用油、盐调味食用。

④**偏正头痛，时痛时止：** 鲢鱼头1个，生姜片50克，米酒200毫升。鱼头切成块，用水半碗，上料同放砂锅内煮熟，趁热顿服。

| 实用药膳 |

天麻鲢鱼汤

原料 鲢鱼头2个，天麻、火腿片各适量，姜片、料酒、盐各适量。

制法 鱼头去鳃内污物并切为两半，天麻洗净沥干备用。加油爆香姜片，放少许料酒，倒入鱼头，约2分钟后取出。加适量水于锅内，先放鱼头于底，再放入天麻和火腿片，炖至水沸时，改用小火炖2～3小时，再加入适量盐即成。

用法 趁热食鱼饮汤。

功效 宁神定惊，益气养肝，利腰膝。

适用 神经衰弱、眩晕头痛。

清蒸鲢鱼

原料　鲢鱼500克，香菇15克，芫荽、葱、姜、黄酒、盐、味精、猪油各适量。

制法　鲢鱼剖肚洗净，香菇洗净切丝。一同放入大瓷碗中，加葱、姜、黄酒、猪油和盐，隔水蒸熟，捡出葱、姜，加入味精，撒上芫荽即可。

用法　佐餐食用。

功效　健脾，通经下乳。

适用　产妇缺乳、脾胃不健、食欲减退、身倦乏力等。

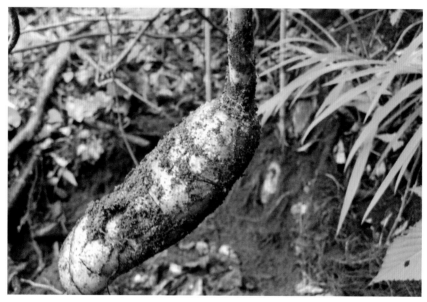

天麻

鲢鱼闷豆腐

原料　鲢鱼500克，豆腐200克，调料适量。

制法　豆腐洗净切成小块；鲢鱼剖肚洗净，在鱼身侧两背肉上各斜切3刀，下锅油煎至微黄，放入豆腐，加酱油、盐、葱、姜和适量水，加盖闷煮熟透，加入味精即可。

用法　佐餐食用。

功效　通经下乳。

适用　产后乳汁不通。

鲢鱼冬瓜皮汤

原料　鲢鱼500克，冬瓜皮100克，调料适量。

制法　鲢鱼剖肚，洗净切块；冬瓜皮装纱布袋中，与鲢鱼块一同放于砂锅中，加适量水烧开，放入姜片、黄酒和盐，小火煮至熟透，捡出纱布袋，加入味精、麻油即可。

用法　趁热食鱼喝汤。

功效　通经下乳。

适用　产后缺乳。

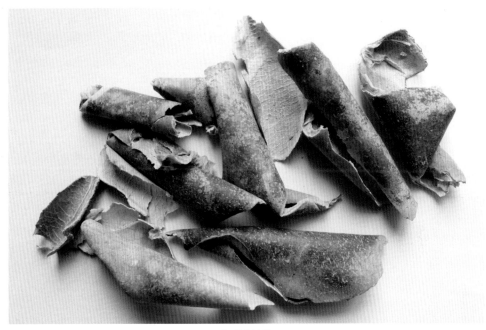

冬瓜皮饮片

鲢鱼粥

原料　鲢鱼500克，小米100克，丝瓜仁10克。

制法　鲢鱼剖肚去内脏及鳃，去鳞洗净；锅中加适量水，放入小米，待水沸开时，将鲢鱼及丝瓜仁放入锅内再煮，至粥熟即可。

用法　空腹吃鱼喝粥。

功效　通经下乳。

适用　产后乳少等。

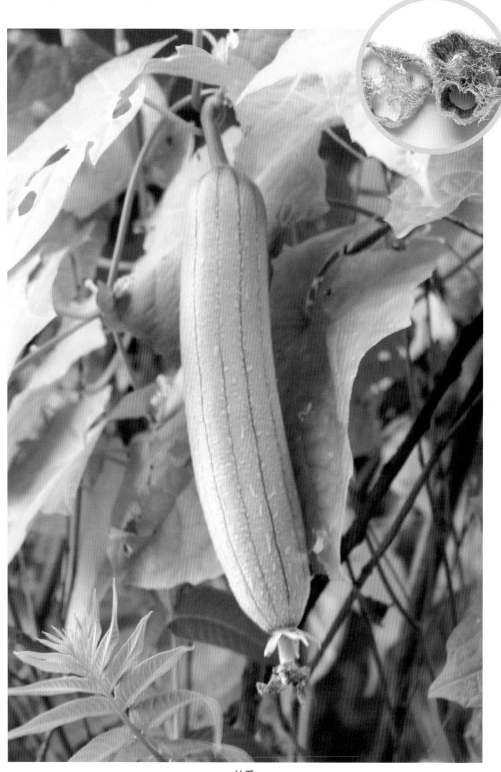

丝瓜

鲩鱼

《拾遗》

释名│草鱼。

肉

│气味│甘，温，无毒。

│主治│暖胃和中。（时珍）

胆

│气味│苦，寒，无毒。

│主治│喉痹飞尸，水和搅服。（藏器）一切骨鲠、竹木刺在喉中，以酒化二枚，
温呷取吐。（时珍）

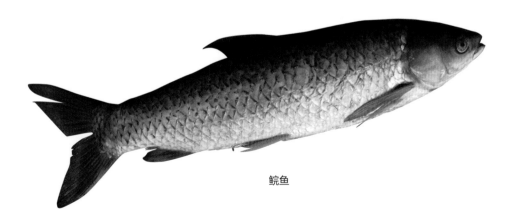

鲩鱼

别名	混鱼、草青、草根、混子。
来源	本品为鲤科动物草鱼的肉。
形态特征	草鱼，体长，略呈圆筒形，腹圆无棱，尾部侧扁。头钝，口端位，无须。上颌稍长于下颌。眼较小，上侧位。鳃耙短小呈棒形，排列稀疏。下回齿2行，为梳状栉齿。具斜狭下凹嚼面。边缘具斜条状沟纹。鳞片颇大，侧线鳞39～46。背鳍3，无硬刺，起点与腹鳍相对。臀鳍3，亦无硬刺。身体各部分比例随个体大小不同而有差异，幼鱼的头长和眼径相对地较成鱼为大，尾柄长，眼间距较成鱼为小。体呈茶黄色，背部青灰色，腹部银白色，各鳍浅灰色。
性味归经	甘，温。归脾、胃经。
功效主治	平肝祛风，温中和胁。主治虚劳，肝风头痛，久疟，食后饱胀，呕吐泄泻。
用法用量	内服：煮食，100～200克。
使用禁忌	不宜久服。
精选验方	

①**老年人身体虚弱**：草鱼1条，油条1根，鸡蛋2个，胡椒粉适量，一同蒸食。

②**小儿发育不良，水肿，肺结核，产后乳少等**：草鱼、豆腐各适量，炖服，每日1次。

| 实用药膳 |

草鱼炖豆腐

原料　草鱼1条（约1 000克），豆腐500克，青蒜25克，白糖、鸡油、鸡汤、酱油各适量。

制法　先将草鱼刮鳞，去鳃、内脏，洗净，切段；豆腐切成小方块；青蒜洗净，切段备用。将锅内加入适量鸡油，烧热，放入鱼，再加入料酒、酱油、白糖和鸡汤共炖。待鱼煮熟，放入豆腐，先用武火烧沸，后改用文火闷5～10分钟，最后放入青蒜即成。

用法　佐餐食用。

功效 补中，平肝，祛风，调胃，利水，消肿。

适用 冠心病、血脂较高者。

芝麻草鱼

原料 草鱼肉300克，黑芝麻50克，色拉油500毫升（实耗100毫升），料酒、盐、味精、淀粉、葱末、蛋黄各适量。

制法 将草鱼肉切成条，放入碗内，用盐、料酒、味精、淀粉、葱末、蛋黄拌匀上浆。炒锅置火上，放入色拉油，烧至六成热时，将鱼条逐一粘上黑芝麻后投入油锅中，炸至鱼条呈微黄色并浮起时，捞出控油装盘即成。

用法 佐餐食用。

功效 健脑益智。

适用 青少年健脑食用。

冬瓜煨草鱼

原料 草鱼250克，冬瓜500克，生姜、葱、盐、菜油、味精、料酒、醋各适量。

制法 草鱼去鳞、鳃及内脏，洗净。冬瓜去皮，洗净，切成长方块。锅内加菜油烧热，将草鱼入锅内煎至金黄色，然后放入冬瓜块和盐、姜、葱、醋、料酒、水适量。锅置武火上煮沸，移至文火上炖至鱼肉熟即可，食用时加味精少许。

用法 佐餐食用。

功效 止痛，降血压。

适用 肝阳上亢之头痛眼花、高血压等。

芫荽鲩鱼头汤

原料 鲩鱼头2个，芫荽15克，淡豆豉30克，葱白20克，豆腐250克，调料适量。

制法 鲩鱼头洗净，去鳃，与芫荽、淡豆豉、葱白、豆腐同煮熟，调味食。

用法 佐餐热食，每日2次。

功效 解表通窍。

适用 风寒型急性鼻炎。

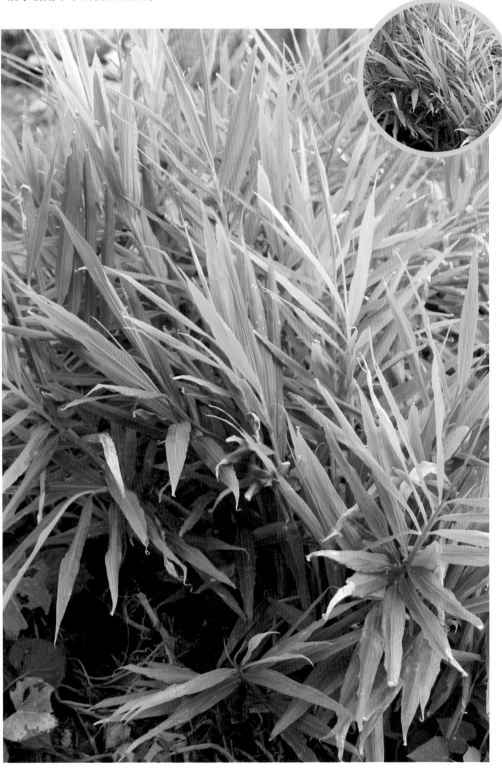

姜

青鱼
宋·《开宝》

释名 时珍曰：青亦作鲭，以色名也。大者名鱼。

肉

| **气味** | 甘，平，无毒。

| **主治** | 脚气湿痹。（《开宝》）同韭白煮食，治脚气脚弱烦闷，益气力。（张鼎）

胆

| **气味** | 苦，寒，无毒。

| **主治** | 点暗目，涂热疮。（《开宝》）消赤目肿痛，吐喉痹痰涎及鱼骨鲠，疗恶疮。（时珍）

| **附方** |

乳蛾喉痹 ◆青鱼胆含咽。一方：用汁灌鼻中，取吐。万氏：用胆矾盛青鱼胆中，阴干。每用少许，吹喉取吐。一方：用朴硝代胆矾。

赤目障翳 ◆青鱼胆频频点之。一方：加黄连、海螵蛸末等份。龚氏易简：用黄连切片，井水熬浓，去滓待成膏，入大青鱼胆汁和就，入片脑少许，瓶收密封。每日点之，甚妙。

一切障翳 ◆用青鱼胆、鲤鱼胆、青羊胆、牛胆各半两，熊胆二钱半，麝香少许，石决明一两，为末，糊丸梧子大。每空心茶下十丸。（《龙木论》）

| **别名** | 鲭、乌青、乌鲻、青鲩、乌鲩、青棒、铜青、螺蛳青。
| **来源** | 本品为鲤科动物青鱼的肉。
| **形态特征** | 青鱼，前部略呈圆筒形，向后渐侧扁，腹部圆，无腹棱。头顶部宽平。吻钝尖，口端位，呈弧形，下颌稍短。下咽齿1行，呈臼齿

状，齿面光涌。圆鳞，侧线完整，侧线鳞39～46。背鳍3，无硬刺，起点与腹鳍相对。臀鳍3，无硬刺。胸鳍下侧位，不达腹鳍。腹鳍起点在背鳍第2分支鳍条下方，末端不达肛门。尾鳍深叉，上、下叶约等长。体背及体侧上半部青黑色，腹部灰白，各鳍均呈黑灰色。

| **性味归经** | 甘，平。归肝经。

| **功效主治** | 化湿除痹，益气和中。主治脚气湿痹，腰脚软弱，胃脘疼痛，痢疾。

| **用法用量** | 内服：煮食，100～200克。

| **使用禁忌** | 不可同葵、蒜食用。不可合生芫荽、豆及豆制品同食。

| **精选验方** |

目赤肿痛及沙眼：用青鱼胆、硼砂、冰片、黄连为末，和匀，点眼。

| **实用药膳** |

青鱼虫草馄饨

原料　青鱼肉、面粉各250克，南瓜600克，虫草2克，猪棒骨、鸡汤、调料各适量。

制法　将青鱼肉用刀背砸成鱼泥，加鸡汤、胡椒粉、黄酒、盐、姜汁少许，用筷子向顺时针方向用力搅至黏稠。南瓜切成丝，加盐，挤出水，与鱼泥拌匀成馅。用面粉做馄饨皮，包南瓜鱼肉馅成馄饨。猪棒骨洗净，砸开，与虫草共入锅内炖1小时，去骨，汤内下馄饨煮熟。

用法　随意食用。

功效　补气养血。

适用　久病体虚、月经不调、痛经等。

山楂青鱼片

原料 青鱼150克，山楂10克，玉竹6克，陈皮3克，味精、苡粉、蛋清、盐等各少许。

制法 先将青鱼去除头、鳞、肠杂，清洗后切片，用苡粉、鸡蛋清、盐、味精挂浆，入油锅爆炒，铲出待用。山楂、陈皮洗净切片；玉竹置温水中浸泡至软，捞出后与山楂片一起在油锅中煸炒一下，随后加入鱼片、陈皮及浸过玉竹的水、调料，同炒至鱼肉熟软，汁呈黏稠即成。

用法 佐餐食用。

功效 降血脂。

适用 高血压、高脂血症等。

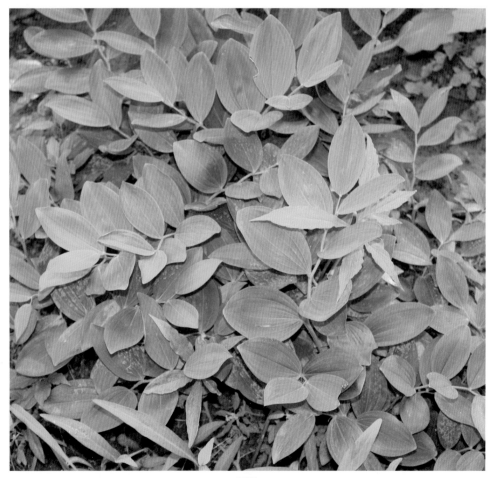

玉竹

青鱼银耳羹

原料　青鱼肉200克，银耳10克，黄酒、酱油、盐、味精、麻油、生姜各适量。

制法　青鱼肉洗净，切成薄片，加入黄酒、姜丝、酱油拌匀；银耳水发撕碎，加水
　　　烧开后，小火煮30分钟，放入鱼片，煮熟，加入盐、味精、麻油即可。

用法　佐餐食用。

功效　强身健体，止咳。

适用　脾胃不健、老年肺虚咳嗽、气短乏力等。

茄汁青鱼片

原料　青鱼肉500克，番茄酱、红辣椒各50克，鸡蛋2个，淀粉、调料适量。

制法　红辣椒碾成末；青鱼肉切片，加入料酒、盐、味精，腌渍入味，加鸡蛋清、
　　　淀粉拌匀上浆，放入油锅炸熟，捞出。锅内留少许油，放入葱段煸香，加入
　　　番茄酱和红辣椒末，加鲜汤、料酒、盐、味精、糖和鱼，煮至汁浓，用水淀
　　　粉勾芡，淋上麻油即可。

用法　佐餐食用。

功效　健脾开胃，养肝明目。

适用　无食欲、视物模糊者。

芝麻青鱼片

原料　青鱼肉250克，白芝麻50克，鸡蛋2个，调料适量。

制法　鸡蛋打碎，搅成鸡蛋液备用；青鱼肉切片，加葱、花椒、盐、味精、料酒拌
　　　匀，蘸上面粉，浇上鸡蛋液，裹一层白芝麻，入油锅炸至金黄色即可。

用法　佐餐食用。

功效　养肝补肾，明目润肤。

适用　皮肤粗糙。

青鱼粥

原料 青鱼500克，大米适量，盐少许。

制法 青鱼去鳞及内脏，与大米煮粥，加盐调味。

用法 佐餐食用。

功效 补益气血。

适用 虚劳。

清蒸糖醋鱼

原料 青鱼1条（约500克），米醋50克，白糖、盐、鲜生姜、植物油、淀粉各适量。

制法 将鱼去鳞及内脏，肉切花刀。鲜姜切片，置于鱼腹及鱼体上，放入盘中，上笼屉蒸10～15分钟取出。用油加佐料炝锅，加水适量，兑入糖、醋及稀淀粉勾芡，浇于鱼体上即可。

用法 佐餐食，每日1～2次。

功效 补气化湿，散瘀解毒。

适用 病毒性肝炎。

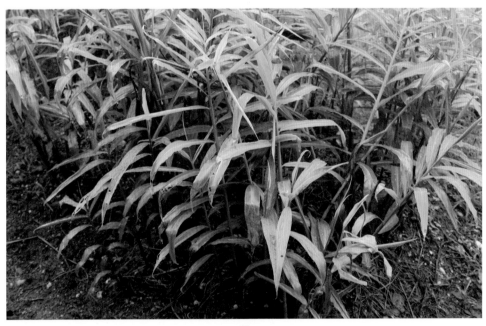

姜

石首鱼

宋·《开宝》

释名┃石头鱼（《岭表录异》）；鮸鱼（《拾遗录》）；江鱼（《浙志》）；黄花鱼（《临海志》）。

肉

┃**气味**┃甘，平，无毒。

┃**主治**┃合莼菜作羹，开胃益气。（《开宝》）

鲞

┃**主治**┃炙食，能消瓜成水，治暴下痢，及卒腹胀不消。（《开宝》）消宿食，主中恶。鲜者不及。（张鼎）

┃**附方**┃

蜈蚣咬伤 ◆白鲞皮贴之。（《集成》）

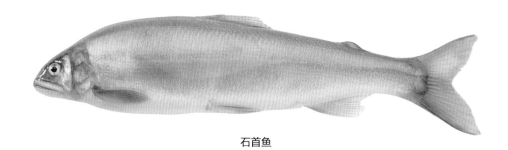

石首鱼

头中石鲀

| **主治** | 下石淋，水磨服，也烧灰饮服，日三。（《开宝》）研末或烧研水服，主淋沥，小便不通。煮汁服，解砒霜毒、野菌毒、蛊毒。（时珍）

| **附方** |

石淋诸淋 ◆石首鱼头石十四个，当归等份，为末。水二升，煮一升，顿服立愈。（《外台秘要》）

聤耳出脓 ◆石首鱼鲀研末，或烧存性研末，掺耳。（《集简方》）

| **别名** | 江鱼、黄鱼、海鱼、黄花鱼、石头鱼、黄瓜鱼。

| **来源** | 本品为石首鱼科动物大黄鱼和小黄鱼的肉。

| **形态特征** | 大黄鱼，体侧扁，一般体长为40～50厘米，大者长达75厘米。头较大，具发达黏液腔。吻钝尖，有4个吻孔。眼中大，侧上位，眼间隔圆凸。口前位，宽阔而斜，下颌稍突出牙细尖，上凳牙多行，外行牙稍扩大；下颌牙2行，内行牙较大。颏部具4个不明显小孔。前鳃盖骨边缘有细锯齿，鳃盖骨后端有一扁棘，鳃孔大，鳃耙细张。头部和体的前部被圆鳞；后部被栉鳞。侧线鳞56～58。背鳍鳍条部及臀鳍鳍膜上被小圆鳞。体侧下部各鳞片均有一金黄色皮腺体。背鳍连续，起点在胸鳍基部上方。臀鳍，第2鳍棘刺较长。胸鳍15～17。尾鳍楔形。鳔大，前端圆形，两侧具侧枝31～33对，每一侧枝最后分出的前后两小枝等长，且互相平行。耳石梨形。体背面和上侧面黄褐色，唇橘红色。各鳍黄色或灰黄色。腹面金黄色。

小黄鱼，体侧扁，一般体长23～26厘米，大者可长达50厘米。外形与大黄鱼近似。主要差别如：侧线鳞50～62，背鳍Ⅸ31～36，Ⅰ31～36，臀鳍Ⅱ9～10。鳔大，前部圆，两侧具侧枝26～32对，每一侧枝最后分出的前、后两小枝不等长；后小枝短，前小枝细长。耳石梨形，较小。体黄褐色，唇橘色，各鳍灰黄色，腹面金黄色。

| **性味归经** | 甘，平。归脾、胃、肝、肾经。

| **功效主治** | 益气健脾，补肾，明目，止痢。主治病后、产后体虚，乳汁不足，

肾虚腰痛，水肿，视物昏花，头痛，胃痛，泻痢。

| 用法用量 | 内服：煮食或炖食，100～250克。

| 使用禁忌 | 患风疾、痰疾及疮疡者慎服。

| 精选验方 |

①**泌尿系统结石：** 黄鱼脑石、鸡内金、海浮石、甘草各30克。共研为细末，每次5克，开水送服，每日3次。

②**胆结石：** 将黄鱼耳石研成细末，每次2～3克，每日2次，煎甘草汤冲服。

| 实用药膳 |

石首鱼粥

原料 石首鱼1条，大米100克。

制法 石首鱼去鳞及内脏，与大米同煮粥。

用法 经常服用。

功效 强身健体。

适用 体虚食少。

枸杞烧黄花鱼

原料 黄花鱼1条，枸杞子20克，冬笋50克，冬菇9克，蒜苔100克，鸡蛋1个，芡粉、香油、猪油、酱油、料酒、白糖、味精、盐、醋各适量。

制法 先将枸杞子、冬笋、冬菇、蒜苔等洗净，冬菇、冬笋切片，蒜苔切小段。黄花鱼宰杀去鳞、鳃、肠杂后洗净；鸡蛋、芡粉搅匀成糊，抹匀鱼身两面。置油锅烧油至七成热时，放鱼入锅炸成金黄色，捞出沥油；锅底留油，加入高汤及各料，少许芡粉勾芡，汁水开即加入醋、味精，搅匀起锅，淋在鱼上即成。

用法 佐餐食，每日1～2次。

功效 健脑益智、补虚明目。

适用 肾精亏虚引起的记忆力减退或失眠健忘等。

黄花鱼炖蒜头

原料 黄花鱼150克，大蒜头30克，盐、料酒、味精适量。

制法 黄花鱼去杂，洗净切块，大蒜头切片，入锅加水750毫升及料酒适量，小火炖熟，加盐、味精调味即成。

用法 佐餐食用。

功效 补中益气，温胃止呕。

适用 妊娠中毒症。

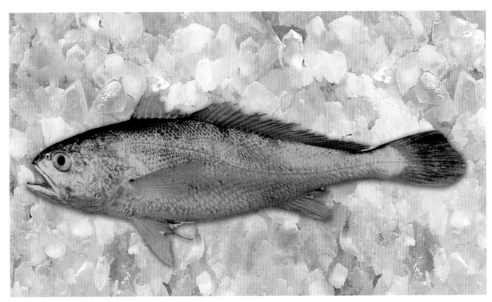

黄花鱼

鲫鱼

《别录·上品》

释名 | 鲋鱼。

肉

| 气味 | 甘，温，无毒。

| 主治 | 合五味煮食，主虚羸。（藏器）合莼作羹，主胃弱不下食，调中益五脏。合菱首作羹，主丹石发热。（孟诜）合小豆煮汁服，消水肿。炙油，涂妇人阴疮诸疮，杀虫止痛。酿白矾烧研饮服，治肠风血痢。酿硫黄煅研，酿五倍子煅研，酒服，并治下血。酿茗叶煨服，治消渴。酿胡蒜煨研饮服，治膈气。酿绿矾煅研饮服，治反胃。酿盐花烧研，掺齿疼。酿当归烧研，

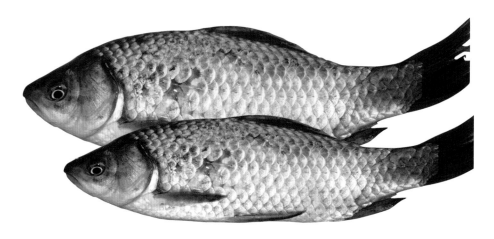

鲫鱼

揩牙乌髭止血。酿砒烧研，治急疳疮。酿白盐煨研，搽骨疽。酿附子炙焦，同油涂头疮白秃。（时珍）

附方

脾胃虚冷不下食 ◆以鲫鱼半斤切碎，用沸豉汁投之，入胡椒、荜茇、姜、橘末，空腹食之。（《食医心镜》）

卒病水肿 ◆用鲫鱼三尾，去肠留鳞，以商陆、赤小豆等份，填满扎定，水三升，煮糜去鱼，食豆饮汁。二日一作，不过三次，小便利，愈。（《肘后方》）

肠风下血 ◆用活鲫一大尾，去肠留鳞，入五倍子末填满，泥固煅存性，为末。酒服一钱（或饭丸），日三服。（《百一选方》）又用硫黄一两，如上法煅服，亦效。

酒积下血 ◆酒煮鲫鱼，常食最效。（《便民食疗方》）

肠风血痔 ◆用活鲫鱼，翅侧穿孔，去肠留鳞，入白矾末二钱，以棕包纸裹煨存性，研末。每服二钱，米饮下，每日二服。（《直指方》）

反胃吐食 ◆用大鲫鱼一尾，去肠留鳞，入绿矾末令满，泥固煅存性，研末。每米饮服一钱，日二。（《本事方》）

膈气吐食 ◆用大鲫鱼去肠留鳞，切大蒜片填满，纸包十重，泥封，晒半干，炭火煨熟，取肉和平胃散末一两杵，丸梧子大，密收。每服三十丸，米饮下。（《经验》）

小肠疝气 ◆每顿用鲫鱼十个，同茴香煮食。久食自愈。（《生生编》）

妊娠感寒（时行者） ◆用大鲫鱼一头烧灰，酒服方寸匕（无汗腹中缓痛者，以醋服），取汗。（《产乳》）

目生胬肉 ◆鲜鲫鱼，取一斤，中央开窍，贴于眶上。日三五度。（《圣济总录》）

妇人血崩 ◆鲫鱼一个（长五寸者）去肠，入血竭、乳香在内，绵包烧存性，研末。每服三钱，热酒调下。（《叶氏摘玄方》）

小儿秃疮 ◆用鲫鱼烧灰，酱汁和涂。一用鲫鱼去肠，入皂矾烧研搽。（《千金方》）

小儿头疮（昼开出脓，夜即复合） ◆用鲫鱼（长四寸）一枚，去肠，大附子一枚，去皮研末填入，炙焦研敷，捣蒜封之，效。（《圣惠方》）

手足瘭疽（累累如赤豆，剥之汁出） ◆大鲫鱼长三四寸者，乱发一鸡子大，猪脂一升，同煎膏，涂之。（《千金方》）

臁胫生疮 ◆用中鲫鱼三尾洗净，穿山甲二钱，以长皂荚一挺，劈开两片夹住扎之，煨存性，研末。先以井水洗净脓水，用白竹叶刺孔贴之，候水出尽，以麻油、轻粉调药敷之，日一次。（《直指方》）

小儿撮口（出白沫） ◆ 以艾灸口之上下四壮。鲫鱼烧研，酒调少许灌之。仍掐手足。儿一岁半，则以鱼网洗水灌之。（《小儿方》）

鲙

| 主治 | 久痢赤白，肠澼痔疾，大人小儿丹毒风眩。（藏器）治脚气及上气。（思邈）温脾胃，去寒结气。（时珍）

鲊

| 主治 | 瘑疮。批片贴之，或同桃叶捣敷，杀其虫。（时珍）

| 附方 |

赤痢不止 ◆鲫鱼鲊二脔（切），秫米一把，薤白一虎口（切），合煮粥，食之。（《圣惠方》）

头

| 主治 | 小儿头疮口疮，重舌目翳。（苏恭）烧研饮服，疗咳嗽。（藏器）烧研饮服，治下痢。酒服，治脱肛及女人阴脱，仍以油调搽之。酱汁和，涂小儿面上黄水疮。（时珍）

子（忌猪肝）

| 主治 | 调中，益肝气（张鼎）。

骨

| **主治** | 蠠疮。烧灰敷，数次即愈。（张鼎）

胆

| **主治** | 取汁，涂痔疮、阴蚀疮，杀虫止痛。点喉中，治骨鲠竹刺不出。（时珍）

| **附方** |

小儿脑疳（鼻痒，毛发作穗，黄瘦） ◆ 用鲫鱼胆滴鼻中，三五日甚效。（《圣惠方》）

消渴饮水 ◆用浮石、蛤蚧、蝉蜕等份，为末。以鲫鱼胆七枚，调服三钱，神效。（《本事》）

滴耳治聋 ◆鲫鱼胆一枚，乌驴脂少许，生麻油半两，和匀，纳入楼葱管中，七日取滴耳中，日二次。（《圣惠方》）

脑

| **主治** | 耳聋。以竹筒蒸过，滴之。（《圣惠方》）

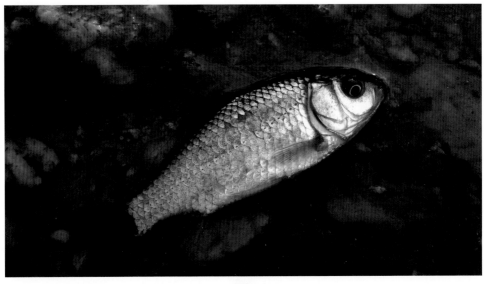

鲫鱼

别名 鲋、鲫瓜子。

来源 本品为鲤科动物鲫鱼的肉。

形态特征 鲫鱼，体侧扁，宽而高，腹部圆。头小，吻钝，口端位，无须，眼大。下咽齿1行，侧扁，倾斜面有一沟纹。鳃耙37～54，细长，呈披针形。鳞大，侧线鳞。背鳍4，鳍长，起点在吻端至尾鳍基之中间。臀鳍3，背、臀鳍均有硬刺。全身呈银灰色，背部色略暗。各鳍均为灰色。

性味归经 甘，平。归脾、胃、大肠经。

功效主治 健脾和胃，利水消肿，通血脉。主治脾胃虚弱，纳少反胃，产后乳汁不行，痢疾，便血，水肿，痈肿，瘰疬。

用法用量 内服：适量，煮食或煅研入丸、散。外用：适量，捣敷、煅存性研末撒或调敷。

使用禁忌 食鲫鱼不得食砂糖，令人成疳虫。热疾者尤不宜食之。忌猪肝。若多食，亦能动火。夏月热痢有益，冬月不宜。泻痢忌之。多食动火，同鸡食生癣疥，脚气人忌之，正月头有虫不可食。外感邪盛时勿食，嫌其补也。煎食则动火。

精选验方

①**脾胃虚弱不欲食，食后不化**：大活鲫鱼1条，紫豆蔻3粒，研末，放入鱼肚内，加胡椒等煮熟食用。

②**全身水肿**：鲜鲫鱼1条，砂仁末6克，甘草末3克。将鱼去鳞及内脏，洗净，将砂仁、甘草药末纳入鱼腹中，用线缝好，清蒸至鱼熟烂，分3次佐餐食（忌盐、酱20日）。

③**产后臂痛抽筋**：活鲫鱼（250克）1条。将鱼切成2寸长小块，不去鳞肠，用香油炸焦。服后饮热黄酒200毫升，取微汗。

④**淋巴结结核**：鲫鱼1条，红砒6克。先将鲫鱼肚杂除去，红砒研粉，撒入鱼肚内，用线缝合鱼肚，放火上烤至鱼呈焦炭样（此时红砒变为红褐色），打开鱼肚，用竹片（忌金属）将红砒取出研末，装瓶待用。用时取少许药末（如火柴头大），撒入破口内。若疼痛难忍时，取樟丹3克，以煤油调和后涂患处，可止痛。

| 实用药膳 |

鲫鱼黄芪汤

原料　鲫鱼1条（约400克），黄芪30克，生姜5片，油适量。

制法　鲫鱼去鱼鳞、鳃和内脏，用植物油煎至鱼皮成金黄色，加入黄芪、生姜，再加适量水共煮成汤，调味后即成。

用法　不拘时饮用。

功效　益气升举。

适用　老年性脾胃虚弱型脏器下垂出现的腹胀纳差、气短乏力等。

鲫鱼粥

原料　鲫鱼2条，粳米60克，灯心草6克。

制法　鲫鱼去除内脏洗净，与灯心草、粳米共同煮成粥。

用法　早餐食用。

功效　温补脾肾，通阳利水。

适用　小便不畅。

鲫鱼糯米粥

原料　鲫鱼150克，糯米50克，姜粒5克，盐适量。

制法　将糯米淘洗干净，鲫鱼剖开，去掉内脏，洗净。将锅内水烧开之后，放入糯米和鱼，同煮成粥后加姜粒、盐调味即成。

用法　分早、晚餐食用。

功效　除热毒，散恶血，消胀满，利小便。

适用　脉络热毒型血栓闭塞性脉管炎。

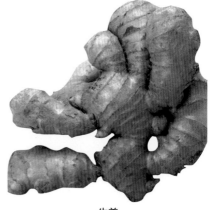

生姜

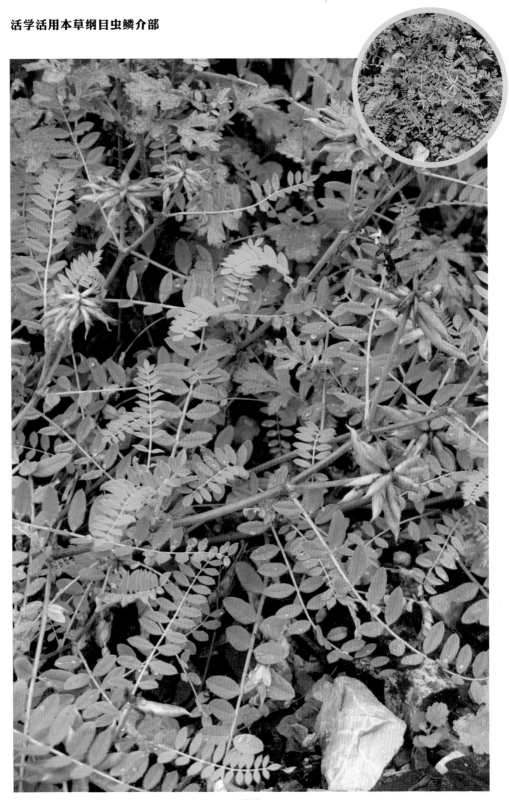

黄芪

鲫鱼当归散

原料 活鲫鱼1条（250克以上），当归10克，血竭、乳香各3克。

制法 活鲫鱼去内脏、留鳞，将当归及血竭、乳香塞入鱼腹，以净水和泥包裹鱼身，入火中烧黄，去泥研粉。

用法 每日1次。

功效 祛瘀生新，止血。

适用 血瘀型子宫出血，症状为月经淋漓不尽达7日以上，或月经量多、色鲜红或暗红、血块多或大、下腹疼痛、腰酸，经前为甚，乳房或有胀痛。

甜杏鲫鱼汤

原料 鲫鱼1条，红糖适量，甜杏仁9克。

制法 鲤鱼去鳃、鳞、内脏，与红糖、甜杏仁共煎至鱼熟即成。

用法 佐餐食用。

功效 益气健脾，理肺活络。

适用 老年慢性支气管炎，因气阴不足而致咳嗽痰多。

鲫鱼冬瓜汤

原料 活鲫鱼1条（约800克），冬瓜皮60克，冬瓜肉200克，油、料酒、盐、大蒜、姜、葱各适量。

制法 鲫鱼宰杀，去鳞、鳃及内脏，洗净后切成几块。锅置火上，下油烧热，先下鱼块煸炒，再下清水、料酒、葱、姜、蒜、冬瓜肉、冬瓜皮煨炖1小时，熟后加盐，拣去冬瓜皮即可食用。

用法 佐餐食用。

功效 降糖。

适用 糖尿病。

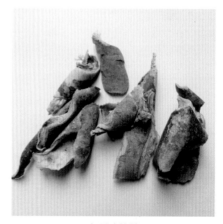

冬瓜皮饮片

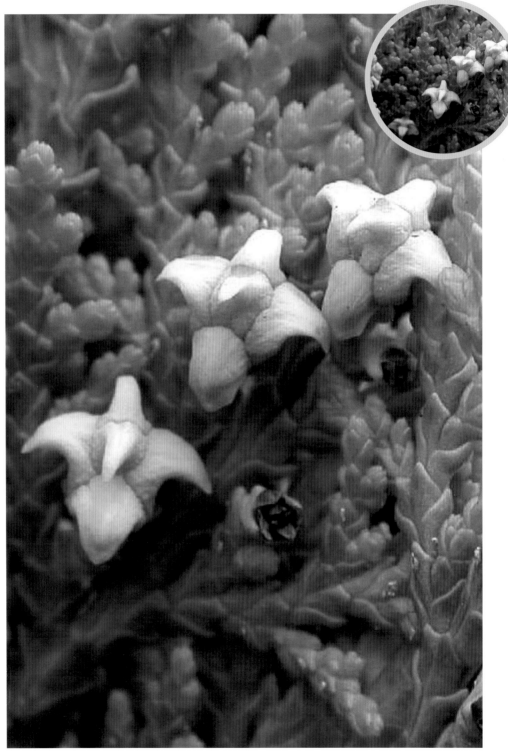

乳香

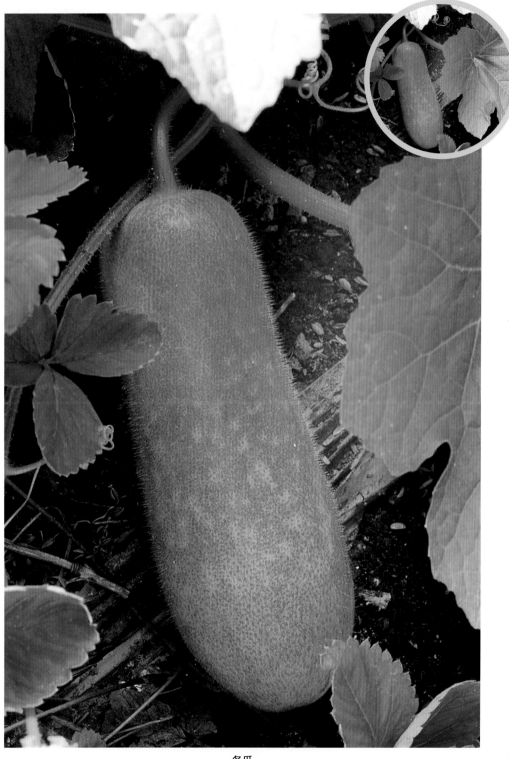

冬瓜

砂仁鲫鱼汤

原料 砂仁3克，鲜鲫鱼1条（150克），
生姜、葱、盐各适量。

制法 将鲜鲫鱼去鳞、鳃，剖腹去内脏，
洗净；将砂仁放入鱼腹中。将装有
砂仁的鲫鱼放入锅内，加姜、葱、
水适量，用武火烧开，再用文火煮
30分钟，放入盐即成。

用法 每日1次，每次吃鱼肉100克。

功效 醒脾开胃，利湿止呕。

适用 恶心呕吐、不思饮食或病后食欲不振。

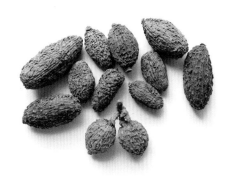

砂仁

商陆鲫鱼汤

原料 鲫鱼240克，商陆粉3克，赤小豆120克，调料适量。

制法 将鲫鱼去鳞杂，切块，同赤小豆煮沸后，调入商陆粉，煮至豆、鱼熟后，入
盐、味精等调味服食。

用法 佐餐食用。

功效 健脾利湿，消肿除满。

适用 肝硬化腹水、腹大如鼓、小便艰涩难解等。

鲫鱼大蒜杏仁汤

原料 鲫鱼300克，大蒜30克，杏仁20克，调料适量。

制法 鲫鱼剖肚，去肠洗净；大蒜剥去皮；杏仁去皮尖。将三者一同入锅中，放入
姜丝，放少量盐或不放盐，加适量水用文火烧开，文火炖至鱼肉酥烂，调入
味精、麻油即可。

用法 趁热食鱼，喝汤。

功效 补肾强身，利小便。

适用 慢性肾炎、神倦乏力、腰膝酸软、气急、小便量少等。

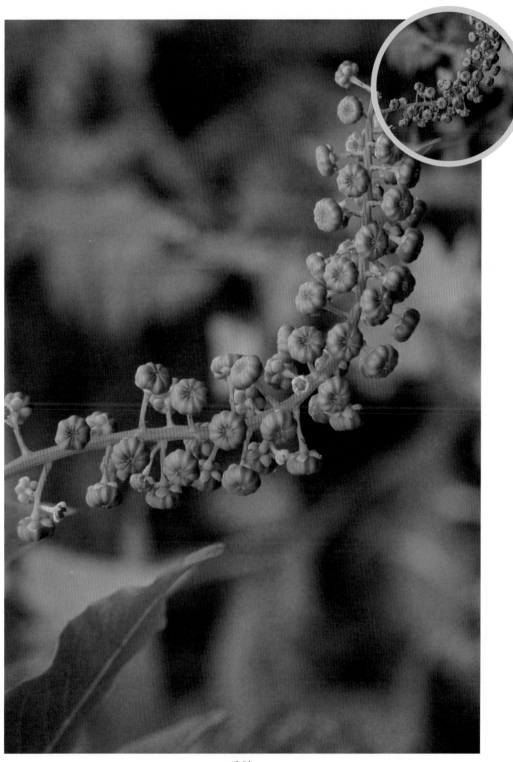

商陆

鲈鱼

宋·《嘉祐》

释名 四鳃鱼。

肉

| **气味** | 甘，平，有小毒。

| **主治** | 补五脏，益筋骨，和肠胃，治水气。多食宜人，作鲊尤良。曝干甚香美。（《嘉祐》）益肝肾。（宗奭）安胎补中。作鲙尤佳。（孟诜）

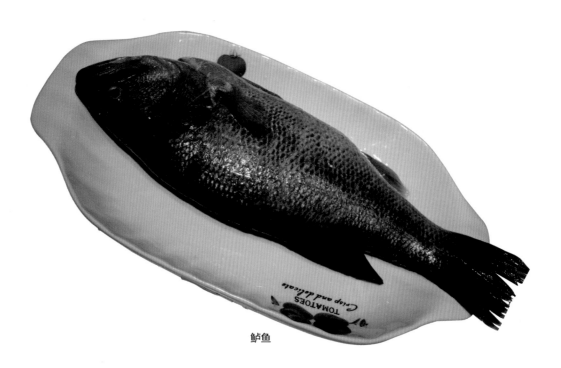

鲈鱼

| 别名 | 花鲈、鲈板、花寨、鲈子鱼。

| 来源 | 本品为鮨科动物鲈鱼的肉。

| 形态特征 | 鲈鱼，体侧扁，一般长60厘米左右。头中等大，吻钝尖。眼中大，上侧位。口大，斜裂。下颌稍突出，上颌骨后端膨大，伸达眼缘后下方。上下颌牙带状、细小，犁骨和腭骨均具绒毛状牙。前鳃盖骨后缘具锯齿。后角及下缘具4棘，鳃盖骨具1扁平棘。体被小栉鳞，头部除吻端及两颊外均被鳞。侧线完全，侧鳞70～80。背鳍2个，稍分离。第1背鳍有硬棘；第2背鳍12～13。臀鳍7～8，始于背鳍第6鳍条下方。胸鳍16～18，较小，位低。尾鳍分叉。体背侧灰青绿色。生活于淡水者体色较浅白。体侧上增部及背鳍上有黑色斑点。由于逐渐增长，斑点渐不明显。腹侧银白色。背鳍条部和尾鳍边缘黑色。

| 性味归经 | 甘，平。归肝、脾、肾经。

| 功效主治 | 益脾胃，补肝肾。主治脾虚泻痢，消化不良，疳积，百日咳，水肿，筋骨痿弱，胎动不安，疮疡久不愈。

| 用法用量 | 内服：煮食，60～240克，或作鲊食。

| 使用禁忌 | 多食发痃癖及疮肿。不可与乳酪同食。

| 精选验方 |

①**脾胃虚弱，消化不良，少食腹泻，或胃脘隐隐作痛、冷痛：**鲈鱼50克，白术10克，陈皮5克，胡椒0.5克。煎汤服。鲈鱼益脾健胃，犹嫌力量不足，故加用白术健运脾胃，辅以陈皮理气健胃，胡椒温中健胃。

②**补气益血，生肌收口：**鲈鱼1尾（250～500克），黄芪60克。隔水炖熟，饮汤食肉及黄芪。

③**脾虚气滞，脘闷呕逆，胎动不安：**鲈鱼250克，砂仁6克，生姜10克。将砂仁捣碎，生姜切成细粒，装入鱼腹，放碗中，加水和盐少许，置锅内蒸熟。食肉饮汤。

| 实用药膳 |

椒麻浸鲈鱼

原料　鲈鱼500克，味精、盐、香油、生粉、鲜汤、花椒油、小葱叶、油各适量。

制法　将鲈鱼宰杀后，从肚子里下刀将背脊宰断，码上底味，摆放鱼盘内；葱叶打成蓉待用。将鲈鱼用旺火蒸熟后取出。锅置火上，放少许油，下葱蓉炒香，加鲜汤、花椒油、香油、味精、盐，沸后用生粉勾芡，淋在鱼身及四周即可。

用法　佐餐食用。

功效　滋补肝肾，健脾利水。

适用　肝肾不足、腰腿酸软、四肢乏力及阳痿早泄等。

白汤鲈鱼

原料　鲈鱼800克，春笋75克，熟火腿20克，调料适量。

制法　鲈鱼去鳞、剖肚，去肠洗净，入油锅略煎两面，加料酒稍闷，加水煮至汤汁呈乳白色，加笋、盐煮熟，汤盛碗中，摆上火腿片，撒上胡椒粉，淋上麻油即可。

用法　佐餐食用。

功效　有益脾胃，补肝肾，解渴利尿。

适用　消化不良、脾虚胃弱、脾虚泄泻、水肿、小便不畅、消渴等。

鲈鱼健脾汤

原料　鲈鱼500克，白术20克，陈皮5克，胡椒粉3克。

制法　将鲈鱼去鳞，剖开去肠杂，洗净切块。白术、陈皮洗净，与鲈鱼一齐放入锅内，加清水适量，武火煮沸后，文火煲2小时，调味食用。

用法　佐餐服食，喝汤吃鱼。

功效　补气健脾，和中开胃。

适用　慢性肾炎、糖尿病、心脏病水肿等。

阿胶焖鲈鱼

原料 鲈鱼1条，阿胶10克，料酒、老抽、葱各10克，姜、盐各5克，味精3克，花生油25克。

制法 将鲈鱼宰杀后，去鳃、鳞和肠杂，洗净，沥干水分；姜、葱切丝；阿胶洗净。炒锅内倒入花生油，烧至六成热，下入鲈鱼，煎至两面呈金黄色，加入姜丝、葱丝、阿胶、料酒、老抽、盐、味精、清水，焖熟即成。

用法 佐餐食用。

功效 补虚损，美容颜，润肌肤。

适用 肌肤干燥粗糙。

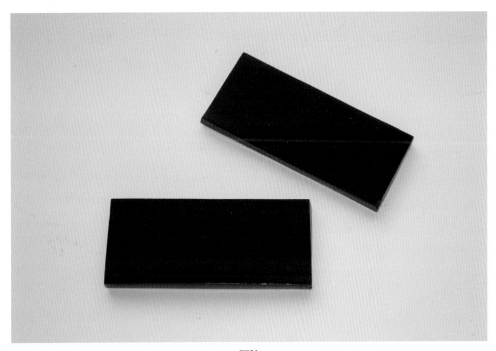

阿胶

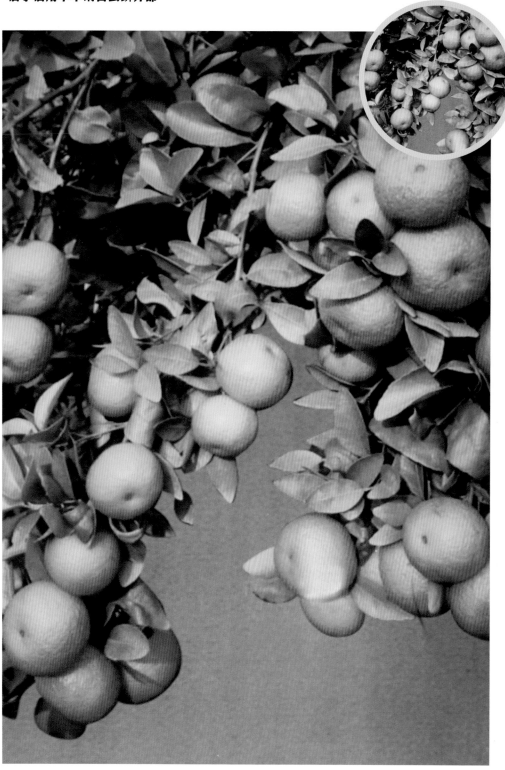

橘（果皮可制陈皮）

鳗鲡鱼

《别录·中品》

释名 | 白鳝，蛇鱼（《纲目》）；干者名风鳗。

肉

气味 | 甘，平，有毒。

主治 | 疗湿脚气，腰肾间湿风痹，常如水洗，以五味煮食，甚补益。患诸疮瘘疬疡风人，宜长食之。（孟诜）治小儿疳劳及虫心痛。（时珍）妇人带下，疗一切风瘙如虫行，又压诸草石药毒，不能为害。（张鼎）

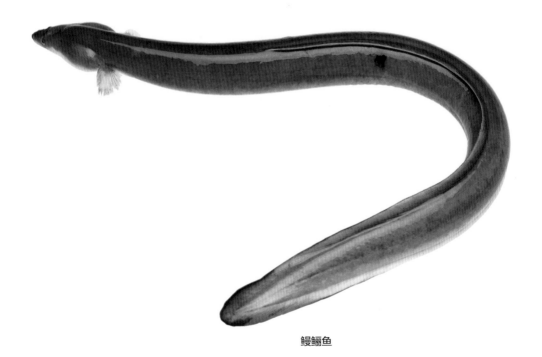

鳗鲡鱼

|附方|

诸虫心痛（多吐清水） ◆ 鳗鲡淡煮，饱食三五度，即瘥。（《外台秘要》）

骨蒸劳瘦 ◆ 用鳗鲡二斤治净，酒二盏煮熟，入盐、醋食之。（《圣惠方》）

膏

|主治| 诸瘘疮。（陶弘景）耳中虫痛。（苏恭）曝干微炙取油，涂白驳风，即时色转，五七度便瘥。（宗奭）集验方云：白驳生头面上，浸淫渐长似癣者。刮令燥痛，炙热脂搽之，不过三度即瘥。

骨及头

|主治| 炙研入药，治疳痢肠风崩带。烧灰敷恶疮。烧熏痔瘘，杀诸虫。（时珍）

|附方|

一切恶疮 ◆ 用蛇鱼骨炙为末，入诸色膏药中贴之，外以纸护之。（《经验方》）

血

|主治| 疮疹入眼生翳，以少许点之。（时珍）

|别名| 白鳝、蛇鱼、风鳗、鳗鱼、白鳗、青鳝、黑耳鳗、黑鳗鱼。

|来源| 本品为鳗鲡科动物鳗鲡的全体。

|形态特征| 鳗鲡，体细长，呈蛇形，长约40厘米，最长可达130厘米。头尖长，胸长短钝，平扁。眼小，位于口角上方。口大，口裂微斜，伸达眼的后缘。下颌稍长于上颌，唇发达。鳞细小，埋于皮下，呈度纹状排列。体表多黏液。背鳍长而低，起点距臀较距鳃孔为近，鳍条235，与尾鳍相连。臀鳍低平，鳍条215，与尾鳍相连。胸鳍短圆形，无腹鳍，体背灰黑色，侧上缘暗绿色，腹部白色。

|性味归经| 甘，平。归肺、脾、肾经。

|功效主治| 健脾补肺，益肾固冲，祛风除湿，解毒杀虫。主治五脏虚损，消化

不良，小儿疳积，肺痨咳嗽，阳痿，崩漏带下，脚气水肿，风湿骨痛，肠风痢疾，疮疡痔瘘，疟疾，肠道寄生虫。

| 用法用量 | 内服：煮食，100～250克，或烧灰研末冲服。外用：适量，烧存性，研末调敷。

| 使用禁忌 | 痰多泄泻者慎服。

| 精选验方 |

①**瘰疬、骨蒸劳嗽、传尸瘵虫咬心痛：**鳗鲡鱼1 000克，酒2盏。洗净鳗鱼，并切块入锅内，以酒加入其中煮熟，后入盐、醋适量于其中，煮熟食。

②**久痔不愈、肛门肿痛：**鳗鱼250克，调料适量。鳗鱼刮鳞、洗净切片，置于砂锅中，加适量水，水烧开后，加入姜片、盐，小火煮至熟透，调入味精、麻油即可。趁热食用。

| 实用药膳 |

金针菇炖鳗鲡

原料　鳗鲡鱼500克，鲜金针菇200克，鸡蛋3个，料酒、盐、麻油各适量。

制法　将金针菇洗净，一切为二；鳗鲡鱼去内脏，洗净，放入沸水锅中焯一下，捞出洗净，切段。取蒸钵1只，将鸡蛋磕入，搅匀，入金针菇，上面放鳗鱼，加入料酒、盐，注入适量清水，上笼蒸至鱼肉熟透，出笼淋上麻油即成。

用法　佐餐食用。

功效　健脑益智。

适用　青少年健脑食用。

香菇烧鳗鱼

原料　鳗鱼1条（约500克），笋、香菇各50克，豌豆苗100克，桑白皮10克，鸡汤30毫升，酱油25毫升，黄酒20毫升，冰糖20克，葱、水淀粉、麻油各适量。

制法　将桑白皮加水蒸20分钟。鳗鱼去头、内脏，洗净，在开水中焯一下，去掉黏液，切成4厘米长的鱼段。笋和香菇切片，葱切成细末。用少量植物油下锅烧热，下葱末煸炒，放进鱼段、笋、香菇、鸡汤、酱油、黄酒、冰糖，加入适量水闷煮，待汤汁略收，将桑白皮及水一起倒进锅里继续闷煮。至汤汁快收尽时，用水淀粉勾芡，淋上麻油，盛入盘中。将豌豆苗炒熟后围于鱼的四周即成。

用法 食鱼吃菜。

功效 补虚扶正，生发乌发。

适用 发落不生或须发早白。

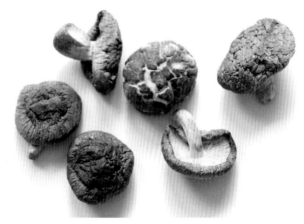

香菇

烤鳗鱼饭

原料 鳗鱼200克，昆布（海带）1片，米饭1碗，芝麻少许，麦芽糖半杯，冰糖300克，酱油500毫升，米酒150毫升。

制法 鳗鱼洗净，用炭火烧烤至味道香脆。将烤过的鳗鱼放入锅中，加入昆布和调味料，以中火煮开，再改小火煮至

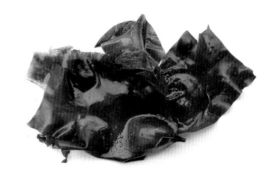

海带

汤汁剩下2/3。滗去汤汁，将鳗鱼浇在饭上，再撒上焙香的芝麻即可。

适用 每日1次。

功效 降低血胆固醇，延缓衰老，增进脑力，强化记忆力。

适用 预防冠心病、脑血栓。

鳗鱼枸杞汤

原料 河鳗500克，枸杞子15克，米酒50毫升，盐适量。

制法 河鳗处理干净，切段，放入沸水焯烫、捞起、冲净，盛入炖锅，加水至盖过材料，撒进枸杞子，盖上锅盖，武火炖煮30分钟后，加盐、米酒调味即成。

用法 温热饮用。

功效 补血活血，滋补肝肾，益精明目。

适用 对维护性能力有一定成效。

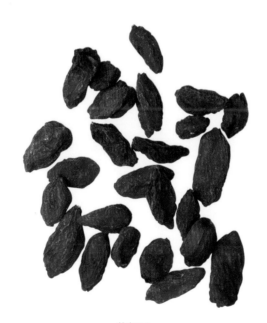

枸杞子

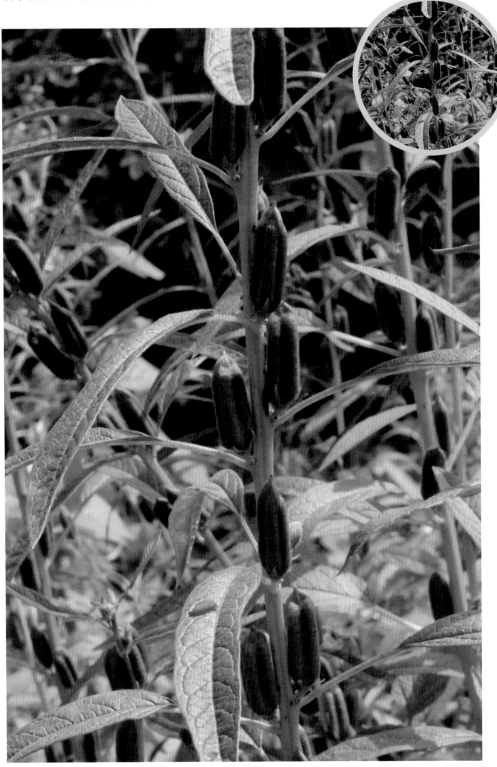

脂麻

鳝鱼

《别录·上品》

释名 | 黄鳝。

肉

| **气味** | 甘，大温，无毒。

| **主治** | 补中益血，疗沈唇。（《别录》）补五脏，逐十二风邪。患湿风、恶气人，作臛空腹饱食，暖卧取汗出如胶，从腰脚中出，候汗干，暖五枝汤浴之，避风。三五日一作，甚妙。（孟诜）专贴一切冷漏、痔瘘、臁疮引虫。（时珍）

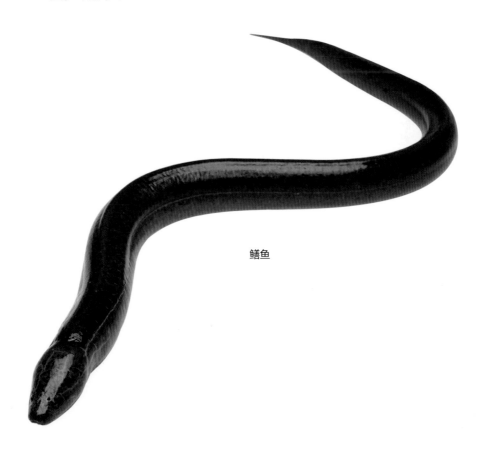

鳝鱼

|附方|

臁疮虫烂 ◆用黄鳝鱼数条打死，香油抹腹，蟠疮上系定，顷则痛不可忍，然后取下看，腹有针眼皆虫也。未尽更作，后以人胫骨灰，油调搽之。（《奇效方》）

肉痔出血 ◆鳝鱼煮食，其性凉也。（《便民食疗》）

血（尾上取之）

|主治| 涂癣及瘘。（藏器）疗口眼㖞斜，同麝香少许，左㖞涂右，右㖞涂左，正即洗去。治耳痛，滴数点入耳。治鼻衄，滴数点入鼻。治疹后生翳，点少许入目。治赤疵，同蒜汁、墨汁频涂之。又涂赤游风。（时珍）

头（五月五日收）

|气味| 甘，平，无毒。

|主治| 烧服，止痢，主消渴，去冷气，除痞癥，食不消。（《别录》）同蛇头、地龙头烧灰酒服，治小肠痈有效。（《集成》）百虫入耳，烧研，绵裹塞之，立出。（时珍）

皮

|主治| 妇人乳核硬疼，烧灰空腹温酒服。（《圣惠方》）

|别名| 鳝鱼、黄鳝、海蛇。

|来源| 本品为合鳃科动物黄鳝的肉。

|形态特征| 黄鳝，体细长，呈蛇形，向后渐侧扁，尾部尖细。头圆，吻端尖，唇颇发达，下唇尤其肥厚。上下颌及腭骨上部有细齿。眼小，为一薄蜡所覆盖。两处鼻孔在腹部合为一，呈V字形。体无鳞。无胸腹鳍，背、臀鳍退化仅留低皮褶，无软刺，都与尾鳍相联合。体色微黄或橙黄，全体满布黑色小点，腹部灰白。

性味归经	甘，温。归肝、脾、肾经。
功效主治	益气血，补肝肾，强筋骨，祛风湿。主治虚劳，疳积，阳痿，腰痛，腰膝酸软，风寒湿痹，产后淋沥，久痢脓血，痔瘘，臁疮。
用法用量	内服：煮食，100～250克；或捣肉为丸；或研末。外用：适量，剖片敷贴。
使用禁忌	虚热及外感病患者慎服。
精选验方	

①**青少年近视眼：**人参、枸杞子各10克，鳝鱼数条。把人参、枸杞子加水煮沸，鳝鱼洗净后切断，加入药汁中，上笼蒸为羹，适量调味。1日内分食。

②**久痢虚症，便脓血：**黄鳝鱼1条，红糖（炒）9克。将鳝鱼去肚杂，以新瓦焙枯，和糖研末，开水吞服。

③**补中益气（妇女产后失血较多、血气亏损，或大手术及大病后，体质受损而五脏虚衰所引起的气少乏力、动则喘息、面色苍白、多汗心悸、腰膝酸软）：**黄鳝250克，猪肉100克，调料适量。将黄鳝去肚肠后切段，肉切片，用调料煨浸，上锅蒸熟后食肉饮汁。

| 实用药膳 |

黄芪鳝鱼汤

原料 鳝鱼300克，黄芪30克，大枣5枚(去核)，大蒜、姜、盐各适量。

制法 黄芪、大枣洗净，大蒜洗净切段，鳝鱼杀后去肠杂、洗净、斩段。起油锅放入鳝鱼、姜、盐，炒至鳝鱼半熟；将全部用料放入锅内，加清水适量，旺火煮沸后，文火煲1小时，调味食用即可。

用法 饮汤吃鳝鱼肉。

功效 补气养血，健美容颜。

适用 气血不足之面色痿黄、消瘦疲乏等。

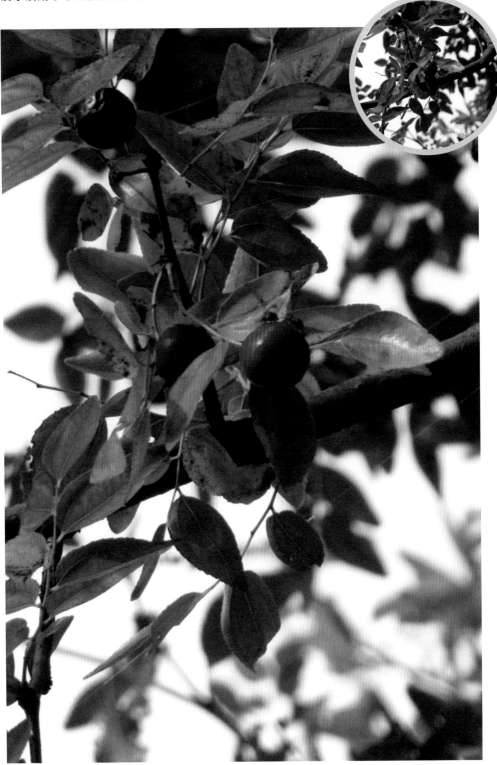

大枣

参蒸鳝段

原料 大鳝鱼1条（约1 000克），熟火腿肉150克，葱15克，当归、姜各5克，黄酒15毫升，党参、盐各10克，胡椒粉、味精各2克，适量清鸡汤。

制法 将大鳝鱼剖肚，去内脏、血污，沸水稍烫捞出，去黏液、头、尾，再剁成5厘米长的段；熟火腿肉切大片。锅内放清水和一半的葱、姜、黄酒，沸后鳝鱼段入锅略烫捞出，整齐置小盆上，上放火腿片及党参、当归、姜、葱、黄酒、胡椒粉、盐、适量清鸡汤，码好后以软绵纸1张浸湿，封严盖口，上笼蒸1小时后取出，去葱、姜，加味精调味即可。

用法 佐餐食用。

功效 补虚损，除风湿。

适用 风湿性关节炎，症见腰膝酸软、筋骨疼痛等。

清蒸鳝鱼羹

原料 活鳝鱼1 000克，火腿10克，香菇25克，玉兰40克，猪板油、葱白、高汤、盐、味精、料酒、豌豆苗各适量。

制法 活鳝鱼去头、骨、内脏，入沸水锅略焯水后捞出漂洗干净，切长段，背面割十字花刀，摆盘中。葱白切段，火腿、香菇、玉兰均切片，猪板油切小

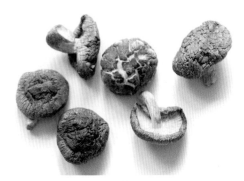

香菇

丁，撒鳝鱼上。入高汤、盐、料酒、味精，上蒸笼蒸15分钟；原汤入锅，加高汤煮沸勾芡浇鳝鱼身上，撒豌豆苗点缀即成。

用法 每日1次，温热食用。

功效 补气血，健脾消食，润肠止血。

适用 痔疮出血。

鳝鱼粥

原料 活鳝鱼1条，粳米100克，盐、料酒、味精、葱、姜、蒜、胡椒粉、麻油各适量。

制法 鳝鱼宰杀洗净，切成丝。粳米入开水锅中，熬至米粒将烂时，加进鳝鱼、葱、姜、料酒、盐煮成粥。粥熟时调入味精、胡椒粉、麻油、蒜末即可。

用法 温热服食。虚热者忌食。

功效 补虚损，除风湿，强筋骨。

适用 足痿无力、内痔下血。

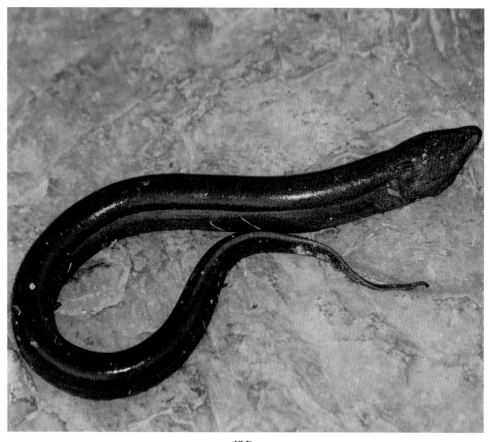

鳝鱼

鳛鱼

《别录·中品》

释名 | 泥鳅（俗名）；鰼鱼（《尔雅》）。

气味 | 甘，平，无毒。

主治 | 暖中益气，醒酒，解消渴。（时珍）同米粉煮羹食，调中收痔。（吴球）

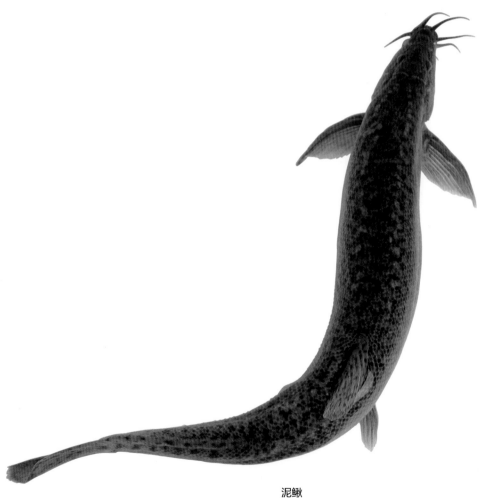

泥鳅

附方

消渴饮水 ◆用泥鳅鱼十头（阴干，去头尾，烧灰），干荷叶等份，为末。每服二钱，新汲水调下，日三。名沃焦散。（《普济方》）

喉中物哽 ◆用生鳅鱼，线缚其头，以尾先入喉中，牵拽出之。（《普济方》）

揩牙乌髭 ◆泥鳅鱼、槐蕊、狼把草各一两，雄燕子一个，酸石榴皮半两，捣成团，入瓦罐内，盐泥固济，先文后武，烧炭十斤，取研，日用。一月以来，白者皆黑。（《普济方》）

阳事不起 ◆泥鳅煮食之。（《集简方》）

牛狗羸瘦 ◆取鳅鱼一二枚，从口鼻送入，立肥也。（陈藏器）

别名	鳛鱼、泥鳅、委蛇、鳅鱼、粉鳅、和鳅。
来源	本品为鳅科动物泥鳅、花鳅、大鳞泥鳅的全体。
形态特征	泥鳅，体细长，前段略呈圆筒形。后部侧扁，腹部圆，头小。口小、下位，马蹄形。眼小，无眼下刺。须5对。鳞极细小，圆形，埋于皮下。侧线鳞116～170，背鳍2，臀鳍2。体背部及两侧灰黑色，全体有许多小的黑斑点，头部和各鳍上亦有许多黑色斑点，背鳍和尾鳍膜上的斑点排列成行，尾柄基部有一明显的黑斑。其他各鳍灰白色。
性味归经	甘，平。归脾、肝、肾经。
功效主治	补益脾肾，利水，解毒。主治脾虚泻痢，热病口渴，消渴，小儿盗汗水肿，小便不利，阳事不举，病毒性肝炎，痔疮，疔疮，皮肤瘙痒。
用法用量	内服：煮食，100～250克；或烧存性，入丸、散，每次6～10克。外用：适量，烧存性，研末调敷，或生品捣敷。
使用禁忌	不宜多服、久服。

精选验方

①黄疸湿热小便不利：泥鳅炖豆腐食。

②久疮不愈合：泥鳅醋炙为末，掺患处。

③上下肢肌肉隆起处肿痛：泥鳅合盐、冷饭粒捣敷患处。

④**调中收痔：**鳝鱼同米粉煮食。

⑤**湿热致皮肤起疹发痒：**泥鳅、马兰、折耳根、蒲公英各适量，炖汤服。

⑥**疥癣发痒：**泥鳅、折耳根、马兰、老君须、一枝箭各适量，炖汤服。

| 实用药膳 |

泥鳅炖豆腐

原料 泥鳅150克，豆腐250克。

制法 把泥鳅去鳃及肠杂，洗净，然后与豆腐同入锅，酌加盐、葱、姜、黄酒和清
水，旺火烧沸后转小火炖至熟。

用法 空腹食用。

功效 平肝消炎。

适用 各型肝炎的辅助治疗。

泥鳅大枣汤

原料 泥鳅30克，大枣15克，盐少许。

制法 把泥鳅洗净与大枣煎汤，加盐调味服食。

用法 每日1剂，连服10～15剂。

功效 补血养肝。

适用 血虚肝旺之皮肤瘙痒。

泥鳅粳米粥

原料 泥鳅、粳米各100克，调料适量。

制法 先将泥鳅清理干净，待用；将粳米
淘洗干净后入锅煮粥，五成熟时，
加入泥鳅一同煮粥，待熟时加入调料即可。

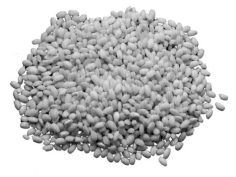

粳米

用法 每日1剂。

功效 温肾助阳，健脾利湿。

适用 黄疸型肝炎、肾虚阳痿及脾虚泄泻。

泥鳅炖芋头

原料 活泥鳅150克，芋头500克，生姜丝、葱花、八角茴香、盐、酱油、味精各适量。

制法 芋头去皮，洗净，置于大砂锅中，加冷水，用旺火烧开，沸水中加入已放置3～4天的活泥鳅，与芋头同煮，水再开后改用文火，煮40分钟。待芋头、泥鳅将熟时，加入八角茴香、盐、生姜丝，再用文火煮20分钟，加葱花、生姜丝、味精、酱油，离火，起锅即成。

用法 佐餐食用，每日1剂。

功效 解毒消肿，化痰和胃，软坚散结。

适用 慢性肾炎、慢性胃炎、慢性肝炎等。

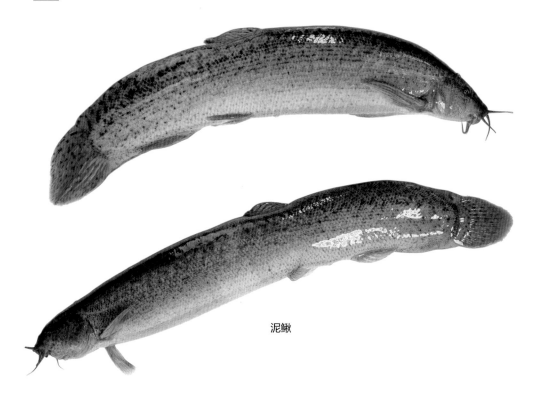

泥鳅

芝麻黑豆泥鳅汤

原料 泥鳅500克，黑豆、黑芝麻各60克，调料适量。

制法 黑豆、黑芝麻洗净。泥鳅放入冷水锅内，加盖，加热烫死，捞出洗净，沥干水后下油锅稍煎黄，铲起。把全部用料放入锅内，加清水适量，大火煮沸后，小火煲至黑豆熟透，调味备用。

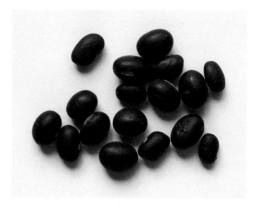
黑豆

用法 食泥鳅饮汤，经常服用。

功效 补肾健脾，养血生发。

适用 精血不足之须发早白。

泥鳅补钙汤

原料 泥鳅250克，花生油15克，盐、味精各适量。

制法 先将炒锅烧热，再将活泥鳅倒入锅内，盖严，加热。待泥鳅烫死后，将锅及泥鳅分别洗净，去掉黏液，将泥鳅剖腹去内脏并洗净，沥干水。锅内放油，将泥鳅入油锅中煎至金黄色，再加水煮开，放盐、味精适量即可。

用法 每日1次。

功效 补中益气，利水祛湿，解毒消痈。

适用 钙质缺乏、骨质疏松者。

黄颡鱼

《食疗》

释名 黄鲿鱼（古名）；黄颊鱼（诗注）。

| 集解 | 时珍曰：黄颡，无鳞鱼也。身尾俱似小鲇，腹下黄，背上青黄，腮下有二横骨，两须，有胃。群游作声如轧轧。性最难死。陆玑云：鱼身燕头，颊骨正黄。鱼之有力能飞跃者。

| 气味 | 甘，平，微毒。

| 主治 | 肉，至能醒酒。（弘景）祛风。（吴瑞）煮食，消水肿，利小便。烧灰，治瘰疬久溃不收敛及诸恶疮。（时珍）

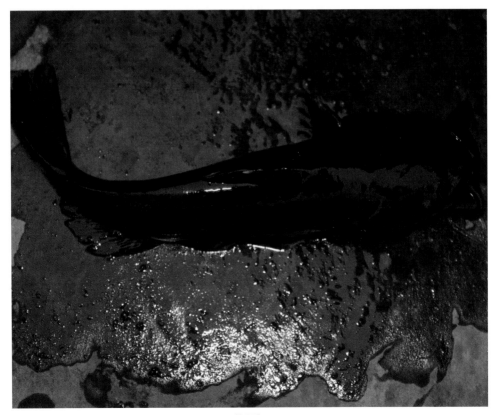

黄颡鱼

| 附方 |

水气浮肿 ◆ 用黄颡三尾，绿豆一合，大蒜三瓣，水煮烂。去鱼食豆，以汁调商陆末一钱服。其水化为清气而消。诗云：一头黄颡八须鱼，绿豆同煎一合余。白煮作羹成顿服，管教水肿自消除。（《集要》）

瘰疬溃坏 ◆ 用黄虬鱼破开，入蓖麻子二十粒，扎定，安厕坑中，冬三日，春后一日，夏半日，取出洗净，黄泥固济，煅存性研末，香油调敷。（《普济方》）

涎（翅下取之）

| 主治 | 消渴。（吴瑞）

| 附方 |

消渴饮水无度 ◆ 以黄颡鱼涎和青蛤粉、滑石末等份，丸梧子大。每粟米汤下三十丸。

颊骨

| 主治 | 喉痹肿痛，烧研，茶服三钱。（时珍）

| 别名 | 黄扬、黄鱼、黄樱、黄颊鱼、黄骨鱼、黄刺鱼、黄腊丁、嘎呀子。

| 来源 | 本品为鮠科动物黄颡鱼的肉。

| 形态特征 | 黄颡鱼，体长约20厘米，腹面平直，体后半部侧扁，尾柄较细长。头大且扁平，吻短，圆钝，上、下颌略等长，口大，下位，两颜及腭骨上有绒毛状齿带。眼小，侧位。须4对，鼻须末端可伸至眼后，上颌须1对，最长，颐须2对，较上颌须短。体裸露无鳞，侧线完全。背鳍1，不分枝鳍条成为硬棘，棘后缘有锯齿。胸鳍I，硬棘前后缘均有锯齿，前缘为36～47个，后缘为11～16个。臀鳍21～25。脂鳍末端游离，较臀鳍短。体呈黄色，背部黑褐色，腹部为淡黄色，尾鳍分叉，上、下叶各有黑色的纵纹。

| 性味归经 | 甘，平。归肾经。

功效主治	祛风利水，解毒敛疮。主治水气浮肿，小便不利，瘰疬，恶疮。
用法用量	内服：煮食，100～200克。外用：适量，烧存性研末调敷。
使用禁忌	发风动气，发疮疥，病人尤忌食之。反荆芥。

鸡冠花黄颡鱼汤

原料 黄颡鱼750克，鸡冠花片100克，葱花20克，姜片、胡椒粉、盐、鸡精适量。

制法 将净锅内放高汤烧沸，下治净的黄颡鱼煮沸，撇净浮沫，放生姜片、胡椒粉、盐，煮至入味，再放鸡精和净鸡冠花片煮熟，撒上葱花即可。

用法 佐餐食用。

功效 清湿热，补脾胃，消水肿，利小便。

适用 癌症、白血病。

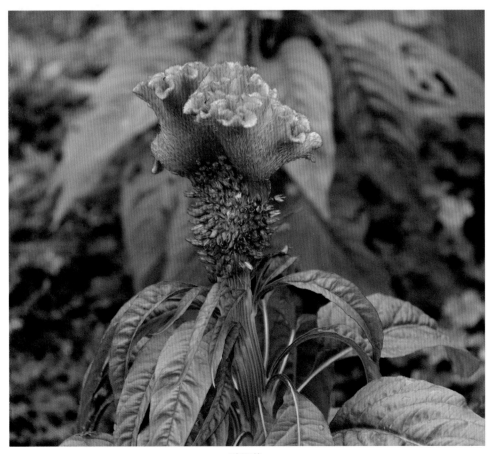

鸡冠花

绿豆大蒜炖黄颡鱼

原料　黄颡鱼3条，绿豆100克，大蒜3瓣。

制法　将上3味，水煮至豆烂。

用法　去鱼食豆，以汤汁调商陆末3克服。

功效　利小便，消水肿。

适用　水气浮肿。

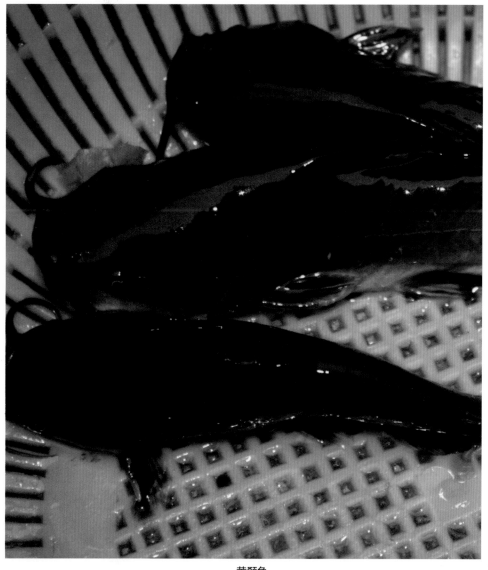

黄颡鱼

乌贼鱼

《本经·中品》

释名 | 乌鲗（《素问》）；墨鱼（《纲目》）；缆鱼，干者名鲞（《日华》）；骨名海螵蛸。

肉

| 气味 | 酸，平，无毒。

| 主治 | 益气强志。（《别录》）益人，通月经。（大明）

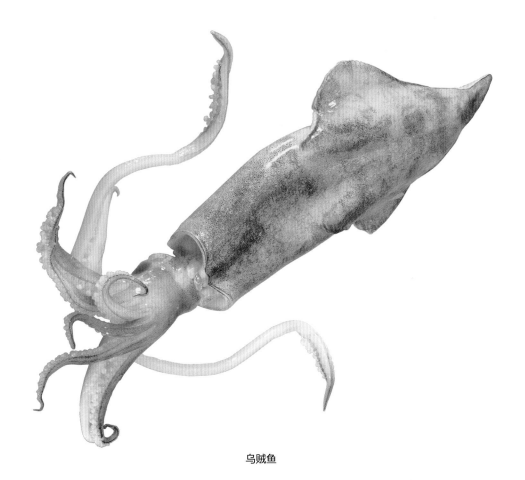

乌贼鱼

骨（一名海螵蛸）

| 气味 | 咸，微温，无毒。

| 主治 | 女子赤白漏下，经汁血闭，阴蚀肿痛，寒热癥瘕，无子。（《本经》）惊气入腹，腹痛环脐，丈夫阴中肿痛，令人有子，又止疮多脓汁不燥。（《别录》）同鸡子黄，涂小儿重舌鹅口。同蒲黄末，敷舌肿，血出如泉。同槐花末吹鼻，止衄血。同银朱吹鼻，治喉痹，同白矾末吹鼻，治蝎螫疼痛。同麝香吹耳，治聤耳有脓及耳聋。（时珍）

| 附方 |

赤白目翳 ◆用乌贼鱼骨一两，去皮为末，入龙脑少许点之，日三。（《圣惠方》）

诸目翳 ◆ 用乌贼骨、五灵脂等份为细末，熟猪肝切片，蘸食，日二。

雀目夜眼 ◆乌贼骨半斤为末，化黄蜡三两和，捏作钱大饼子。每服一饼，以猪肝二两，竹刀批开，掺药扎定，米泔水半碗，煮熟食之，以汁送下。（《杨氏家藏》）

血风赤眼（女人多之） ◆用乌贼鱼骨二钱，铜绿一钱，为末，每用一钱，热汤泡洗。（《杨氏家藏》）

疳眼流泪 ◆乌贼鱼骨、牡蛎等份为末，糊丸皂子大。每用一丸，用猪肝一具，米泔煮熟食。（《经验方》）

底耳出脓 ◆海螵蛸半钱，麝香一字，为末。以绵杖缴净，吹入耳中。（《澹寮方》）

鼻疮疳䘌 ◆乌贼鱼骨、白及各一钱，轻粉二字，为末，搽之。（《钱乙小儿方》）

小儿脐疮（出血及脓） ◆海螵蛸、胭脂为末，油调搽之。（《圣惠方》）

头上生疮 ◆海螵蛸、白胶香各二钱，轻粉五分，为末。先以油润净乃搽末，二三次即愈。（《卫生易简方》）

疬疡白驳 ◆先以布试赤，用乌贼骨磨三年酢，涂之。（《外台秘要》）

疔疮恶肿 ◆先刺出血，以海螵蛸末掺之，其疔即出。（《普济方》）

蝎螫痛楚 ◆乌贼骨一钱，白矾二分，为末㗜鼻。在左壁者㗜左鼻，在右壁者㗜右鼻。（《卫生宝鉴》）

炙疮不瘥 ◆乌贼骨、白矾等份为末，日日涂之。（《千金方》）

小便血淋 ◆海螵蛸末一钱，生地黄汁调服。

大肠下血（不拘大人小儿，脏毒肠风及内痔，下血日久，多食易饥） ◆先用海螵蛸

炙黄，去皮研末。每服一钱，木贼汤下。三日后，服猪脏黄连丸。（《直指方》）

卒然吐血 ◆乌贼骨末，米饮服二钱。（《圣惠方》）

骨鲠在喉 ◆乌贼鱼骨、陈橘红（焙）等份为末，寒食面和饬，丸芡子大。每用一丸，含化咽汁。（《圣济总录》）

舌肿出血如泉 ◆乌贼骨、蒲黄各等份，炒为细末。每用涂之。（《简便单方》）

跌破出血 ◆乌贼鱼骨末，敷之。（《直指方》）

阴囊湿痒 ◆乌贼骨、蒲黄，扑之。（《医宗三法》）

血

| **主治** | 耳聋。（甄权）

腹中墨

| **主治** | 血刺心痛，醋磨服之。（藏器）炒、研，醋服也可。

| **别名** | 墨鱼、缆鱼，干者名鲞。骨名海螵蛸。

| **来源** | 本品为乌贼科动物无针乌贼和金乌贼等乌贼的肉。

| **形态特征** | 无针乌贼，软体中等大，背腹扁，胴部卵圆形，一般长约157毫米，约为宽的2倍。头部长约29毫米，眼大，眼后有椭圆形的嗅觉陷，头部中央有口，口吸周围有腕4对和触腕1对。各腕长度相近，顺序为4>1>3>2，内侧有吸盘4行，吸盘大小相似，吸盘腔壁上的角质环外缘具尖锥形小齿；唯雄性左侧第4腕茎化为生殖腕，特点是基部约占全腕1/3处的吸盘特小，中部和顶部吸盘正常。触腕长度一般超过胴长，触腕穗狭小，其上有吸盘20行，大小相近，其角质环外缘具方圆形小齿。头部的腹面有一漏斗器，漏斗管与下方体内的墨囊相通，可由漏斗排出黑液御敌。生活时，胴背有明显的白花斑，雄者斑大，雌者斑小。胴部两侧有肉鳍，全缘，前端较狭，向后渐宽，左、右两鳍在末端分离。胴后腹面末端有一腺孔，捕获后常有红褐色液体流出。外套腔背面的内壳长椭圆形，长约为宽的

3倍，角质缘发达，末端形成角质板，横纹面呈水波形，末端无骨针。

金乌贼，体中等大，胴部卵圆形，一般长约200毫米，约为宽的1.5倍，头部长约30毫米，腕序为4>1>3>2，吸盘4行，其角质环外缘具不规则的钝形小齿，雄性左侧第4腕茎化为生殖腕，特点是基部7列、8列吸盘正常，至9～15列吸盘突然变小，向上的吸盘又正常。触腔略超过胴长，触腕穗呈半月形，约为全腕长度的1/5。吸盘小而密，约10行，大小相近。生活时体表黄褐色，胴背具棕紫色和乳白色相间的细斑，雄性胴背具金黄色的波状横纹，但在生殖季节常显出若干不规则的蓝绿色横纹，腹部由乳白色变成金绿色，非常鲜艳。内壳长椭圆形，长约为宽的2.5倍，背面凸，有坚硬的石灰质粒状突起，腹面石灰质松软，中央有一条纵沟，横纹面具环形生长的横纹。末端骨针粗壮。

| **性味归经** | 咸、涩，温。归肝、肾经。

| **功效主治** | 收敛止血，固精止带，制酸止痛，收湿敛疮。主治吐血，呕血，崩漏，便血，衄血，创伤出血，肾虚遗精滑精，赤白带下，胃痛嘈杂，嗳气泛酸，湿疹溃疡。

| **用法用量** | 内服：煎汤，10～30克；研末，1.5～3克。外用：适量，研末撒或调敷；或吹耳、鼻。

| **使用禁忌** | 阴虚多热者不宜多服；久服易致便秘，可适当配润肠药同用。

| **精选验方** |

①**胃痛：**海螵蛸6克，贝母、甘草各5克，瓦楞子15克。水煎服，每日1剂，每日2次。

②**外伤出血：**海螵蛸、煅猪皮、人中白各30克，石灰45克。共研细粉，消毒，撒于创面处，包扎即可。

③**消化性溃疡：**乌贼鱼骨、糖水适量。乌贼鱼骨适量，研为细末；糖水调服，每日2次，每次3克。

④**脾胃阳虚兼气滞血瘀：**乌贼12克，甘松、川楝子、延胡索、浙贝母各9克，草豆蔻6克，生麦芽31克，生甘草5克。水煎服，每日1剂，分3次服。

⑤**小儿哮喘：**海螵蛸9克，炙麻黄6克，细辛1.5克。共研细末，分为3包，早、

中、晚各服1包。如果痰多加贝母6克同研。连服1个月。

⑥ **慢性湿疹**：海螵蛸24克，吴茱萸30克，硫黄9克，冰片3克。上药共为细末，湿重流水者用药面撒患处，湿轻流水不重者，用麻油和药抹患处，每日2次。

⑦ **细菌性阴道炎**：海螵蛸、沙苑子、鹿角霜、金樱子各15克，桑螵蛸8克，白术10克。水煎取药汁，代茶饮，每日1剂。

⑧ **阴道前、后壁膨出**：乌贼骨、硫黄各30克，五味子3克。上药共研细末，取药末少许擦于患处，每日3次。

乌贼鱼粥

原料 干乌贼鱼1只，粳米100克，花生油、调料各适量。

制法 干乌贼鱼用温开水泡发，洗净，切成小方丁；粳米淘洗干净。锅内放入花生油烧热，下葱、姜煸香，加入清水、乌贼肉、料酒煮烂，再加入粳米，煮至粥成，加入盐、味精即可。

用法 空腹趁热食用。

功效 滋补养血，调经止带，养胎利产。

适用 女性血虚闭经、崩漏、带下等。

乌贼枸杞粥

原料 乌贼肉120克，粳米100克，红糖50克，枸杞子25克，大枣9个，生姜适量。

制法 先将粳米淘洗干净；乌贼肉洗净后，入沸水焯一下，切块；将大枣洗净，待用。锅内加入清水适量，加入洗净的粳米、乌贼块、大枣、姜片一同煮粥，待熟后加入适量的红糖调匀即可。

用法 每日1次，15日为1个疗程。

功效 养血滋阴，补心通脉，调经止带，益气强志。

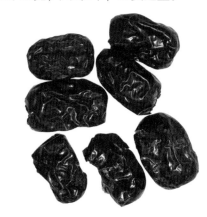

大枣

适用 月经不调、贫血头晕、闭经、胃痛泛酸等。

乌贼母鸡粥

原料 乌贼干1条，母鸡1只，糯米150克，盐适量。

制法 母鸡去毛，开腹，洗净，连内脏同乌贼、糯米共入锅中，加水适量煮熟，加
盐调味即成。

用法 每月1次，1～2日吃完。

功效 安胎。

适用 气血亏虚型习惯性流产。

乌贼骨炖猪皮

原料 乌贼骨15克，猪皮60克。

制法 乌贼骨、猪皮洗净。猪皮切成小块，与乌贼骨同放碗内，加水，用文火炖至
猪皮熟透即可。

用法 食猪皮，每日2次，一般服3～5次见效。

功效 健脾，固涩，止血。

适用 身体虚弱及血热型崩漏。

虾

《别录·下品》

释名 | 时珍曰：鰕音霞（俗作虾），入汤则红色如霞也。

|气味|甘，温，有小毒。

|主治|五野鸡病，小儿赤白游肿，捣碎敷之。（孟诜）作羹，治鳖瘕，托痘疮，下乳汁。法制，壮阳道；煮汁，吐风痰；捣膏，敷虫疽。（时珍）

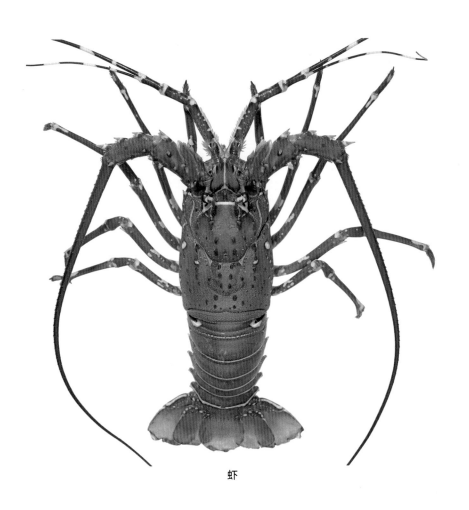

虾

附方

补肾兴阳 ◆用虾米一斤，蛤蚧二枚，茴香、蜀椒各四两，并以青盐化酒炙炒，以木香粗末一两和匀，乘热收新瓶中密封。每服一匙，空心盐酒嚼下，甚妙。

宣吐风痰 ◆用连壳虾半斤，入葱、姜、酱煮汁。先吃虾，后吃汁，紧束肚腹，以瓴探引取吐。

臁疮生虫 ◆用小虾三十尾，去头、足、壳，同糯米饭研烂，隔纱贴疮上，别以纱罩之。一夜解下，挂看皆是小赤虫。即从葱、椒汤洗净，用旧茶笼内白竹叶，随大小剪贴，一日二换。待汁出尽，逐日煎苦楝根汤洗之，以好膏贴之。将生肉，勿换膏药。忌发物。（《直指方》）

血风臁疮 ◆生虾、黄丹捣和贴之，日一换。（《集简方》）

别名	无。
来源	本品为长臂虾科动物青虾等多种淡水虾的全体或肉。
形态特征	青虾：体形粗短，长4～8厘米，有青绿色及棕色斑纹。头胸部较粗大，头胸甲前缘向前延伸呈三角形突出的剑额，上缘平直，具11～14齿，下缘具2～3齿。剑额两侧具有柄的眼1对。头部附肢5对，第1、2对成细长鞭状的触角，余3对变为1对大颚和2对小颚，为口器组成部分。胸部有附肢8对，前3对成颚足，亦为口器的一部分，其他5对为步足，第1对及第2对步足为钳状，其中第1对甚小，第2对雄者特别强大，超过体的长度；雌者较短，仅为体长的3/4或5/6。后3对步足形状相同，末端均呈爪状。腹部7节，分节明显，腹甲在分节处柔软而薄，能弯曲自如。腹部附肢6对，第6对为尾肢，甚宽大，与尾节组成尾鳍。尾节短于尾肢，末端甚窄，末缘中央呈尖刺状，后缘各具小刺2个，尾节背面有2对短小的活动刺。
性味归经	甘，温。归肝、肾经。
功效主治	补肾壮阳，通乳，托毒。主治阳痿，乳汁不下，丹毒，痈疽，臁疮。

| 用法用量 | 内服：煎汤或煮食。外用：捣敷或焙干研末撒。

| 使用禁忌 | 动风，发疮疥。

| 精选验方 |

①**神经衰弱：**虾壳15克，酸枣仁、远志各9克。水煎服，每日1次。

②**肾虚所致月经过多：**鲜虾仁30克，核桃仁50克，猪肾（切好漂洗干净）2只。炒熟调味食，每日1～2次。

③**手足颤动：**鲜虾肉30克，补骨脂10克。水煎服，每日1次。

④**肾虚阳痿：**鲜虾100克，韭菜200克。加少量油盐炒熟食，每日2次，连续服用。

⑤**乳汁不通：**鲜虾50克。炒熟，用米酒拌食，每日2次，连吃几日。若加猪蹄100克，鲜虾15克，黄芪30克同煎，效果更佳。

⑥**阳痿、腰冷腿软：**鲜虾250克，米酒150毫升。将鲜虾放入米酒中浸泡半小时后，取出炒熟，以盐、味精调味食用。

虾仁归芪粥

原料 虾仁10克，当归15克，黄芪30克，桔梗6克，粳米50克。

制法 将当归、黄芪、桔梗布包，先煎煮20分钟，再入虾仁、粳米熬煮成粥，去药包即可食用。

用法 每日1次。

功效 调补气血，健美乳房。

适用 气血虚弱所致的乳房干瘪等。

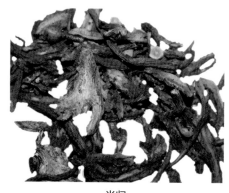

当归

虾米羊肉汤

原料　虾米30克，羊肉150～200克，大蒜40～50克，葱适量。

制法　羊肉洗净，切成薄片；先水煮虾米、大蒜、葱，熟后放入羊肉片，待肉熟即可。

用法　饮汤食羊肉、虾。

功效　补肾壮阳。

适用　阳虚所致的阳痿、腰冷痛、畏寒、夜尿多等。

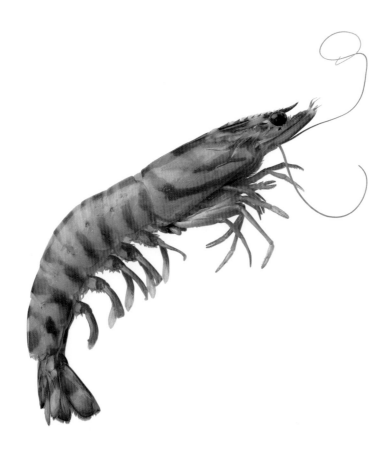

虾

虾仁泥鳅汤

原料 鲜虾仁150克，泥鳅250克，调料适量。

制法 将泥鳅放入清水中静养2～3日，让其吐尽体内泥沙，洗净；活虾去壳，取肉洗净，与泥鳅一同放砂锅中，加水适量，水烧开后，加入姜丝、盐，转为小火煮30分钟，加入味精、麻油即可。

用法 趁热食肉，喝汤。

功效 补肾壮阳。

适用 肾阳亏虚，阳痿，腰膝酸软、头晕目眩等。

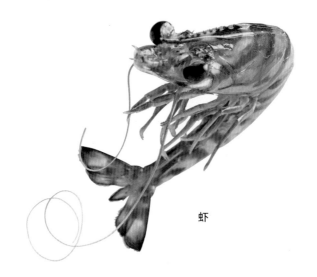

虾

虾米炖洋鸭

原料 虾米15克，洋鸭肉250克，调料适量。

制法 洋鸭洗净切块，虾米洗净，将二者一同放于锅中，烧开后加入适量蒜瓣、葱段、黄酒、姜片、盐，转用小火炖至酥烂，加入味精、麻油即可。

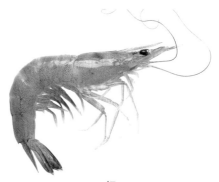

虾

用法 趁热食肉，喝汤。

功效 强身健体，益肾。

适用 肾虚阳痿、手足不温、体倦乏力等。

虾仁粳米粥

原料　虾仁米50克，粳米100克，姜、葱花、味精、猪油各适量。

制法　粳米用水淘洗干净；虾米用温水泡发，洗净。锅内加适量清水，放入粳米，旺火煮沸后，加入虾米，再改用文火煮成粥，然后加入姜、葱花、味精、猪油即可。

用法　空腹趁热食用。

功效　通乳，补肾壮阳，开胃。

适用　产后乳汁不下、肾虚阳痿、虚寒怕冷等。

活虾炒韭菜

原料　活青虾250克，韭菜150克，油、盐、味精各适量。

制法　将韭菜拣杂后洗净，切成3厘米长的段。将活青虾洗净，剪去肢节、虾须，放入烧热的油锅中翻炒，烹入料酒，待青虾外壳色泽呈微红时，将虾盛起入碗中。锅中加适量植物油，烧至七八成热时，倒入韭菜，不断翻炒，并将炒虾倒入锅中，加盐、味精，炒匀即可起锅。

用法　佐餐，随意服食。

功效　补肾壮阳。

适用　肾阳亏虚型阳痿。

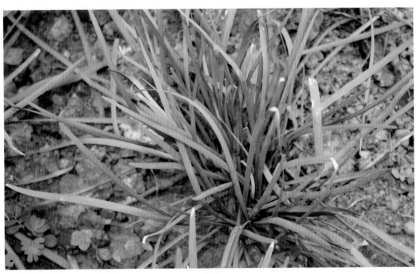

韭菜

冬瓜虾仁鸡肉汤

原料 虾仁10克，冬瓜150克，鸡
肉、桃花（鲜品）各15克，调
料适量。

制法 将冬瓜洗净，连皮切块；虾仁
洗净；鸡肉洗净后切丁；桃花
洗净，用水泡2小时；将姜、
葱切碎。将冬瓜、虾仁、鸡
丁、料酒、姜、葱一同放入锅

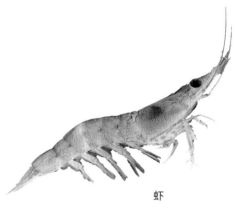

虾

内，加入适量的清水，置大火上烧沸，再用小火炖煮半小时左右，加入桃花
以及调料即可。

用法 佐餐食用，每日1次。

功效 祛风止痛，健脾益气。

适用 脾胃虚弱、面色无华、身肥体胖等。

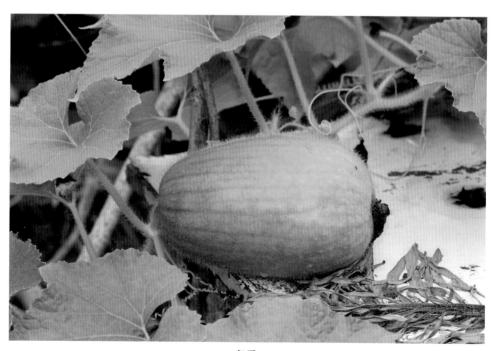

冬瓜

海马

《拾遗》

释名 | 水马。

| **气味** | 甘，温、平，无毒。
| **主治** | 妇人难产，带之于身，甚验。临时烧末饮服，并手握之，即易产。（藏器）主产难及血气痛。（苏颂）暖水脏，壮阳道，消瘕块，治疔疮肿毒。（时珍）

| **附方** |

远年虚实积聚癥块 ◆用海马雌雄各一枚，木香一两，大黄（炒）、白牵牛（炒）各二两，巴豆四十九粒，青皮二两，童子小便浸软，包巴豆扎定，入小便内再浸七日，取出麸炒黄色，去豆不用，取皮同众药为末。每服二钱，水一盏，煎三五沸，临卧温服。（《圣济总录》）

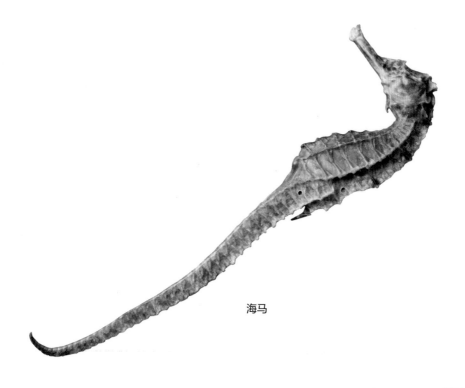

海马

疔疮发背恶疮 ◆用海马（炙黄）一对，穿山甲（黄土炒）、朱砂、水银各一钱，雄黄三钱，龙脑、麝香各少许为末，入水银研不见星。每以少许点之，一日一点，毒自出也。（《秘传外科》）

别名	水马、马头鱼、龙落子鱼。
来源	本品为海龙科动物线纹海马、三斑海马、刺海马、大海马、冠海马、小海马等多种海马除去内脏的全体。
形态特征	线纹海马，体侧扁，一般体长30～33厘米，躯干部七棱形，腹部稍凸出，尾部四棱形，尾端渐细，卷曲。头部似马形，与躯干部垂直，头冠矮小，顶端具5个短小棘，略向后方弯曲。眶上、头侧及颊下各棘较均较粗，亦稍向后方弯曲。体长为头长4.5～6.2倍，头长为吻长2～2.1倍，为眼径5.5～8倍。吻细长，管状，吻长稍大于眼后头长。眼较大，侧位而高，眼间隔小于眼径，微隆起。鼻孔很小，每侧2个，相距甚近，紧位于眼的前方。口小，前位，无牙。鳃盖凸出，无放射状嵴纹，鳃孔小，位于头侧背方。肛门位于躯干第11节的腹侧下方。体无鳞，全为骨环所包，体部骨环11，尾部39～40，体上各环棱棘短钝呈瘤状，唯颈部背方中央嵴纹较锐，具2突起状棘和2颊下棘。胸鳍基部下前方各具1短钝棘。背鳍18～19，较发达，位于躯干最后2环和尾部最前2环的背方。臀鳍4，短小。胸鳍18，短宽，略呈扇形。无腹鳍及尾鳍。各鳍无棘，鳍条不分支。体淡黄色或暗灰色，体侧具细小的白色斑点或斑纹。三斑海马，体侧扁，一般体长10～18厘米，躯干七棱形，腹部凸出，腹下棱较锐，尾部四棱形，尾端渐细，卷曲。头冠生小，顶端具5个短小棘，体长为头长5.3～6.5倍，头长为吻长2.2～2.5倍，为眼径5.3～5.9倍。吻细长，管状，吻长稍大于眼后头长，管状，吻长稍大于眼后头长。眼小而圆，眼上棘较发达，细尖，向后弯曲。口小，前位，鳃盖突出，鳃孔小。颈部背方具一隆起嵴。颊部下方具一细尖弯贡的颊下棘。体无鳞，由骨环所包，体环11；尾环40～41。背鳍20～21，位于躯干最后2环及尾部最前2环的背方。臀

鳍4，短小。胸鳍17～18，扇形。无腹鳍及尾鳍。体黑褐色。眼上有放射状褐色斑纹。体侧背方第1、4、7节小棘基部各具一黑色圆斑，故名。

刺海马，体侧扁，体长20～24厘米。体棘、头棘尖锐而特别发达；头冠不高，具4～5个锐小棘。体长为头长5.1～5.8倍；头长为吻长2.1～2.3倍，为眼径7.3～7.8倍，吻细长，管状，吻长大于或等于眼后头长。眼小，侧位，较高。体部骨环11，尾部35～36。背鳍18，臀鳍4，短小，胸鳍18，短宽。体淡黄褐色，背鳍近尖端具1纵列斑点，臀鳍、胸鳍淡色，体上小棘尖端淡黑褐色。

大海马，体侧扁，较高，体长20～24厘米。头上小棘发达，体上棱棘短钝粗强，腹部凸出；头冠较低，顶端具5个短钝粗棘。体长为体高5.5～5.8倍；头长为吻长2.2～2.3倍，为眼径8.5～9.4倍。吻细长，管状，吻长等于眼后头长。鳃盖突出，具放射状嵴纹。头侧及眶上、颊下各棘均较粗强。体部骨环11；尾部35～36。背鳍17，臀鳍4，胸鳍16。体淡褐色，头部及体侧有细小暗色斑点，且散布细小的银白色斑点。背鳍有黑色纵列斑纹。臀鳍、胸鳍淡色。

冠海马，体侧扁，较小，背部隆起，体长为体高7.5倍，为头长5倍。头长为吻长2.1倍，为眼径5倍。头冠特别高大，约等于吻长，头冠顶端有4个突起。眼中等大，眼间隔中央凹，两侧各有一眶上突起。体部骨环10，尾部41。体环第1、4、10和尾环第4、10、15各节上的突起较长。背鳍13～14，臀鳍4，胸鳍14。体淡褐色，具暗色斑纹，有时亦呈黑褐色。背鳍亦具暗色纵带。

小海马，体侧扁，较小，体长7.6～10厘米，头冠低小，上有5个短小钝棘。体长为头长4.5～7.8倍，头长为吻长2.4～3.4倍，为眼径4.1～6.4倍。吻管短于眼后头长。鳃盖凸出，无放射状嵴纹。头侧及眶上各棘均特别发达。体部骨环11，尾部37～38。以背侧棱棘为最发达，其次为腹侧棱棘，其他则短钝或不明显。腹部很突出，不具棱棘。背鳍16～17，位于躯干最后3环和尾部第1环的背方，臀鳍4，胸鳍12～13。体灰褐色，头上、吻部、颊部及体侧具不规则斑纹。腹缘黑褐色。

| 性味归经 | 甘、咸，温。归肝、肾经。 |

| 功效主治 | 补肾壮阳，散结消肿。主治肾虚阳痿，宫冷不孕，遗尿，虚喘，癥瘕积聚，跌打损伤，痈疮肿毒。 |

| 用法用量 | 内服：煎汤，3～9克；研末，1～1.5克。外用：适量，研末掺或调敷。 |

| 使用禁忌 | 孕妇及阴虚阳亢者禁服。 |

精选验方

① **辅助治疗乳腺癌：** 海马、炮山甲各10克，蜈蚣6克，黄酒适量。将前三味共研细末，混合。每次3克，每日3次，黄酒冲服，连服15～20日为1个疗程。

② **腰痛、肾气虚弱阳痿：** 海马1对，杜仲15克，巴戟12克，熟地黄、黄芪、桑寄生各30克。水煎服，每日2次，每日1剂。

③ **内伤疼痛：** 海马9克，田七（打碎）6克。水煎服，每日2次。

④ **乳腺癌：** 海马1只，蜈蚣6只，穿山甲5克。焙干研末，每次1克，米酒冲服，每日2次。

⑤ **跌打损伤：** 海马、桑白皮、海龙各60克，田七30克，五加皮、黄芪各120克。共研细末，每日3次，每次3克，温开水送服。

⑥ **难产：** 海马1对。水煎取汁冲米酒半杯温服，每日2次。

⑦ **肾阳亏虚所致阳痿不举，或举而不坚、腰部酸痛、精液稀少、小便频数、夜尿多等：** 海马8克，九香虫10克，熟地15克，菟丝子12克。水煎服，每日2次。

实用药膳

海马童子鸡

原料 海马20克，仔公鸡1只，葱、姜、盐、味精、料酒、胡椒粉各适量。

制法 将海马用白酒浸泡2小时，洗净泥沙，备用；将鸡宰杀后，去毛桩、内脏及爪，洗净，在沸水锅内焯去血水，剁成大块；姜、葱洗干净，姜拍松，葱切段；将鸡、海马、姜、葱、料酒放入炖锅内，加入清水适量；将炖锅置武火上烧开，打去浮沫，再用文火炖熟，加入盐、味精、胡椒粉调味即成。

用法 佐餐食用。

功效 补肾壮阳。

适用 阳痿、尿频，妇女肾阳虚弱、白带清稀绵绵不断，腰酸如折、小腹冷感，以及老年体衰、神倦肢冷等。

海马酒

原料 海马2只，白酒500毫升。

制法 将海马浸入白酒内，封固14日后即可饮用。

用法 每晚临睡前饮服15~20毫升。

功效 补肾助阳。

适用 肾之精气久亏，以及命火衰微所致阳痿、腰膝酸软等。

海马壮阳汤

原料 海马8克，九香虫10克，熟地黄15克，菟丝子12克。

制法 将上几味水煎取汤。

用法 每日2次。

功效 温阳补肾。

适用 肾阳亏虚所致的阳痿不举，或举而不坚、腰部酸痛、精液稀少、小便频数、夜尿多等。

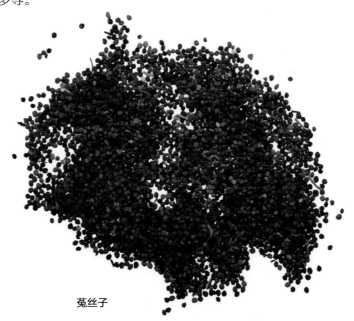

菟丝子

龙马蒸乳鸽

原料 海马、海龙各15克，乳鸽1对，枸杞子10克，调料
适量。

制法 将海马、海龙放入酒中浸软、洗净；乳鸽入水中
溺死，去毛及内脏，洗净。将海马、海龙与枸杞
子一同纳入鸽腹中，然后将鸽子放入碗中，加入
鸡清汤及葱、姜、辣椒、味精、料酒，盖严，上
笼蒸熟即可。

用法 佐餐食用。

功效 补肾壮阳，益气养血。

适用 脾肾亏虚，精血不足所致各种贫血及肾虚阳痿等。

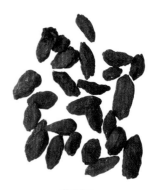

枸杞子

海马蛤蚧酒

原料 海马5克，蛤蚧1对，低度白酒500毫升。

制法 将蛤蚧去头、足及鳞，与海马一起晒干或烘干，研成细粉状，同入白酒中，
加盖。封固，每日振摇1次，15日即可饮用。

用法 每日2次，每次饮1小盅（约15毫升）。

功效 补肾壮阳。

适用 肾阳亏虚、精血不足型阳痿。

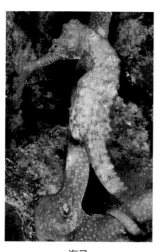

海马

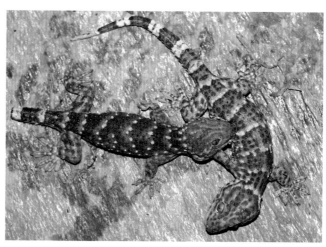

蛤蚧

鲍鱼

《别录·上品》

释名 | 鳆鱼（《礼记》）；萧折鱼（《魏武食制》）；干鱼。

肉

| **气味** | 辛、臭，温，无毒。

| **主治** | 坠堕骹（与"腿"同）。蹶（厥）折，瘀血、血痹在四肢不散者，女子崩中血不止。（《别录》）煮汁，治女子血枯病伤肝，利肠。同麻仁、葱、豉煮羹，通乳汁。（时珍）

| **附方** |

妊娠感寒腹痛 ◆干鱼一枚烧灰，酒服方寸匕，取汗瘥。（《子母秘录》）

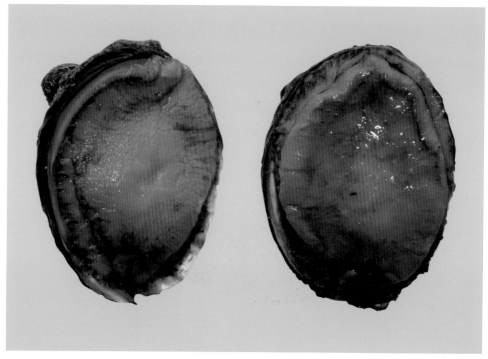

鲍鱼

头

| **主治** | 煮汁，治睬目。烧灰，疗疗肿瘟气。（时珍）

| **附方** |

杂物睬目 ◆鲍鱼头二枚，地肤子半合，水煮烂，取汁注目中，即出。（《圣惠方》）

鱼脐疔疮（似新火针疮，四边赤，中央黑。可刺之，若不大痛，即杀人也） ◆用腊月鱼头灰、发灰等份，以鸡溏屎和，涂之。（《千金方》）

预辟温疫 ◆鲍鱼头烧灰方寸匕，合小豆末七枚，米饮服之，令温疫气不相染也。（《肘后方》）

鲲鱼

| **气味** | 咸，温，无毒。

| **主治** | 小儿头疮出脓水。以麻油煎熟，取油频涂。（时珍）

穿鲍绳

| **主治** | 睬目去刺，煮汁洗之，大良。（苏恭）

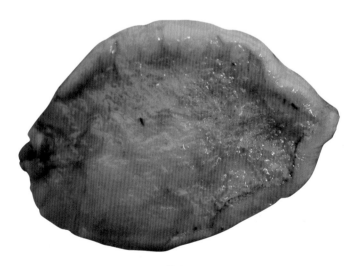

鲍鱼

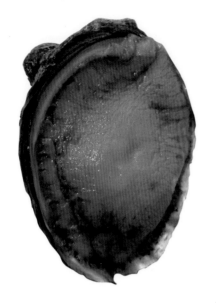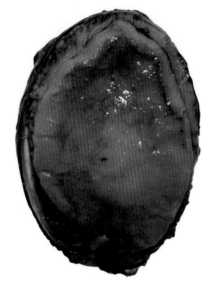

鲍鱼

| **别名** | 鲍螺、九孔、紫鲍、盘鲍、大鲍、白戟鱼、阔口鱼，贝壳为石决明。

| **来源** | 本品为鲍科动物杂色鲍、皱纹盘鲍、耳鲍、羊城鲍的肉。

| **形态特征** | 杂色鲍，贝壳呈卵圆形，壳质坚实，壳长80～93毫米，宽58～68毫米，壳顶钝，位于壳后端，螺旋部矮小，略高于体螺层的壳面，螺层约3层，缝合线浅，自第2螺层中上部开始至体螺层边缘末端。壳表有30多个排成一列整齐而逐渐增大的突起和小孔，前端突起小而不显著，不开孔的突起顶部呈下陷凹窝；有6～9个突起特大，开孔与内部相通，形成呼水孔，有呼吸及排泄作用，亦可从孔道伸出触手。体螺层被突起和小孔隔成的螺肋区，成一宽大的倾斜面，占壳的绝大部分；其表面还生有不甚规则的螺肋和细密的生长线，随着贝壳的生长时期，发达的生长线逐渐形成明显的褶襞。壳表面为绿褐色，或掺有黄、红色形成的杂以斑；但常因附生其他生物，如苔藓虫、石灰虫等，以致往往呈灰褐色。成体壳顶磨损部，显露珍珠光泽，壳内面银白色，珍珠样彩色光泽强。壳口卵圆形，与体螺层大小几相等。体柔软，头部背面两侧各有一细长的触角和有柄的眼各1对；在腹面有一向前伸展的吻，口纵裂于其前端，内有颚片和舌齿。足极发达，分为上足和下足两部，下足呈盘状，整个足部背

239

面中央的肌肉降起呈圆柱状，构成大型的右侧壳肌，背面与贝壳相连。于右侧壳肌下缘，可见一般消化腺为深褐绿色；生殖季节的生殖腺，雌性呈灰绿色，雄性呈乳黄色。无厣。

皱纹盘鲍，贝壳呈椭圆形，壳长120～125毫米，宽82～85毫米，扁平的壳顶位于壳的偏后方，稍高于壳面，螺层约3层，各层间缝合线浅，自第2螺层中部始，具1列由小渐大，沿右至左的螺旋排列的突起，20～30个，至体螺层的边缘，近壳口3～5个突起，开也与外面相通，形成呼水孔，沿着呼水孔列左下侧面有一条明显的螺沟。壳面深绿褐色，有许多粗糙而不规则的皱纹，较大的贝壳上常有苔藓虫和龙介等形成突起的附着物，壳内面银白色，带珍珠样光泽。

耳鲍，贝壳较小而扁，呈耳状，壳长65～70毫米。壳薄，略扭曲，从第2螺层主体螺层边比有呼水孔列，有30个左右的突起，末端最大的有4～7个开孔，以6个开孔较多见，从第2螺层至贝壳边缘有4～5条明显的螺肋。壳面生长线明显，壳表颇为光滑美丽，常呈翠绿色或黄褐色，并布有紫褐色和土黄色三角形斑纹，有的还杂有多种色彩组成的不规则云状斑，壳内面银白色，有淡绿色闪光及珍珠光泽。

羊鲍，贝壳短宽，较薄，呈扁平卵圆形，壳长80～88毫米，最大可达100毫米以上，壳顶位于近中部，螺旋部与体螺部约各占一半，螺层约4层，从第3螺层至体螺层边缘，有20余个突起，近壳口的4～5个开口，呈管状的呼水孔，其余全盲闭。壳面螺肋宽大使壳面粗糙不平，有时具苔藓虫等形成的疣状突，壳表灰绿色或褐色，散有橙黄色和白色花斑。壳内面银白色，带有青绿的珍珠光泽。

性味归经	甘、咸，温。归肝经。
功效主治	滋阴清热，养肝明目。主治肝肾阴虚，骨蒸劳热，咳嗽，以及视物昏暗等。
用法用量	煎汤或煮食。
使用禁忌	本品难以消化，脾胃虚弱者宜饮汁。
精选验方	

①**肺结核低烧不退**：生石决明12克，地骨皮、银柴胡各10克。水煎服。

②**高血压眼底出血：** 生石决明、菊花、草决明各12克。水煎服。

③**肝虚目暗，雀目夜盲：** 生石决明12克，枸杞子10克，木贼6克。水煎服。

| **实用药膳** |

鲍鱼鸡肉粥

原料 鲍鱼罐头1个，粳米300克，鸡肉250克，调料适量。

制法 鲍鱼切丝；鸡肉洗净，切块，用生粉、盐、糖、酱油、植物油拌匀。粳米淘洗干净，加入沸水中煮熟，然后改用小火煮。粥快煮好时，放入鸡块，待水再开时调味，最后入鲍鱼丝搅匀，撒上香菜末、葱花即成。

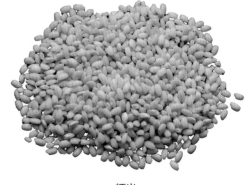

粳米

用法 空腹食用。

功效 平肝，养阴，固肾。

适用 月经不调、大便干燥等。

鲍鱼汤

原料 新鲜鲍鱼200克，盐、黄酒、味精各适量。

制法 鲍鱼肉洗净，用盐、黄酒腌3小时以上备用。砂锅加水适量烧沸，加入鲍鱼，旺火煮沸后改用小火炖熟，再加味精调味即可。

用法 佐餐食用，可常服。

功效 清肝明目。

适用 青光眼。

豌豆杞子鲍鱼汤

原料 鲍鱼、豌豆各90克，枸杞子30克，大
枣、生姜各适量。

制法 把全部原料洗净，放入锅内，加清水
适量，文火煲2小时，调味即可。

用法 吃鱼、豌豆、枸杞子、大枣，喝汤。

功效 清肝明目，养肝解毒。

适用 肝肾阴虚所致的头晕眼花、视物减
退者。

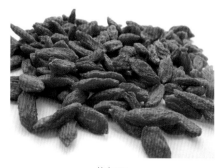

枸杞子

鲍鱼芦笋汤

原料 鲍鱼150克，芦笋100克，鸡骨汤500毫升，豌豆苗、麻油、盐、味精各适量。

制法 鲍鱼、芦笋加鸡骨汤烧开后，加入豌豆苗和盐，煮熟，下味精，淋麻油。

用法 分1～2次趁热服用。

功效 强身健体，止眩。

适用 血虚体弱、头晕目眩、夜卧不宁。

鲍鱼萝卜汤

原料 鲍鱼30克，萝卜250克，味精、盐、麻油各适量。

制法 鲍鱼用水发透，洗净，切块，放锅中，加水400毫升，大火烧开后，再将萝卜
洗净切块放入，小火炖至酥烂，下盐、味精，淋麻油，调匀。

用法 分1～2次趁热服用。

功效 补肾壮阳，暖腰膝。

适用 糖尿病肾阴不足、腰膝酸软、头晕、倦怠乏力。

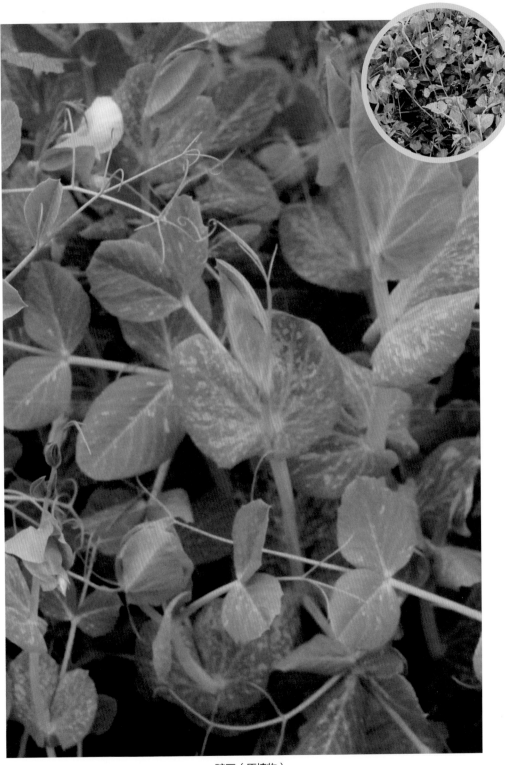

豌豆（原植物）

水龟

《本经·上品》

释名 | 玄衣督邮。

龟甲

| **释名** | 神屋（《本经》），败龟版（《日华》），败将（《日华》），漏天机（《图经》）。

| **气味** | 甘，平，有毒。

| **主治** | 甲：治漏下赤白，破癥瘕痎疟，五痔阴蚀，湿痹四肢重弱，小儿囟不合。久服，轻身不饥。（《本经》）治腰脚酸痛，补心肾，益大肠，止久痢久泄，主难产，消痈肿。烧灰，敷臁疮。（时珍）

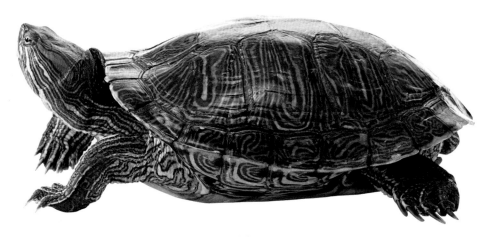

水龟

| 附方 |

疟疾不止 ◆龟版烧存性，研末。酒服方寸匕。（《海上名方》）

抑结不散 ◆用龟下甲（酒炙）五两，侧柏叶（炒）一两半，香附（童便浸，炒）三两，为末，酒糊丸梧子大。每空心温酒服一百丸。

胎产下痢 ◆用龟甲一枚，醋炙为末。米饮服一钱，日二。（《经验方》）

难产催生 ◆用龟甲烧末，酒服方寸匕。（《子母秘录》）

肿毒初起 ◆败龟版一枚，烧研，酒服四钱。（《小山》）

小儿头疮 ◆龟甲烧灰敷之。（《圣惠方》）

臁疮朽臭 ◆生龟一枚取壳，醋炙黄，更煅存性，出火气，入轻粉、麝香。葱汤洗净，搽敷之。（《急救方》）

人咬伤疮 ◆龟版骨、鳖肚骨各一片，烧研，油调搽之。（《叶氏摘玄》）

肉

| 气味 | 甘、酸，温，无毒。

| 主治 | 酿酒，治大风缓急，四肢拘挛，或久瘫缓不收，皆瘥。（苏恭）治筋骨疼痛及一二十年寒嗽，止泻血、血痢。（时珍）

| 附方 |

热气湿痹（腹内积热） ◆用龟肉同五味煮食之。微泄为效。（《普济方》）

筋骨疼痛 ◆用乌龟一个，分作四脚。每用一脚，入天花粉、枸杞子各一钱二分，雄黄五分，麝香五分，槐花三钱，水一碗煎服。（《纂要奇方》）

十年咳嗽（或二十年医不效者） ◆生龟三枚，治如食法，去肠，以水五升，煮取三升浸曲，酿秫米四升如常法，饮之令尽，永不发。又方：用生龟一枚着坎中，令人溺之，浸至三日，烧研。以醇酒一升，和末如干饭，顿服。须臾大吐，嗽囊出则愈。小儿减半。

痢及泻血 ◆乌龟肉，以砂糖水拌，椒和，炙煮食之。多度即愈。（《普济方》）

劳瘵失血 ◆田龟煮取肉，和葱、椒、酱、油煮食。补阴降火，治虚劳失血咳血，咳嗽寒热，累用经验。（《便民食疗》）

年久痔漏 ◆田龟二三个，煮取肉，入茴香、葱、酱，常常食，累验。此疾大忌糟、

醋等热物。（《便民食疗》）

血

| **气味** | 咸，寒，无毒。

| **主治** | 涂脱肛。（甄权）治打扑伤损，和酒饮之，仍捣生龟肉涂之。（时珍）

胆汁

| **气味** | 苦，寒，无毒。

| **主治** | 痘后目肿，经月不开，取点之，良。（时珍）

| **别名** | 元龟、玄武、乌衣、玄衣督邮。

| **来源** | 水龟科动物菱纹背水龟的肉。

| **形态特征** | 水龟科动物，水栖，尤指菱纹背水龟。多生活在新英格兰至墨西哥湾一带的近海水域和盐碱滩。背甲略呈褐色或黑色，上有隆起的菱形纹样，故名。头及四肢上具斑点，背甲中央有一条棱嵴，嵴缘有时为锯齿状；雌体甲长约23厘米，雄体甲长约14厘米。以小动物及某些植物为食。

| **性味归经** | 甘、咸，平。归肝、肾经。

| **功效主治** | 滋阴补血，止血。主治肝肾阴虚引起的虚劳发热，潮热骨蒸，咳嗽上气，阴虚血热，咳血，吐血，便血等。

| **用法用量** | 煮食或蒸食。

| **使用禁忌** | 胃有寒湿者忌服。

| **精选验方** |

①**小儿遗尿：**龟肉，加适量水煮烂，用盐调味食之，每日2次。

②**老人尿多：**龟肉500克，小公鸡肉适量，共炖熟食之。

③**脑震荡后遗症、头痛、头昏：**乌龟头5个，石菖蒲10克，水煎服。或用乌龟头1个，焙干研末，每日2次，用黄酒送服。

④**软骨病，小儿囟门不合：**龟板、骨碎补、党参各10克，水煎服。

⑤**肾虚腰疼：**龟肉250克，核桃仁30克，杜仲10克，同煮汤食用。

⑥**烦躁不安，心悸失眠：**龟肉250克，百合30克，大枣10个，同煮汤食用。

| **实用药膳** |

灵龟大枣汤

原料　乌龟1只，灵芝30克，大枣15个，调料适量。

制法　将乌龟放入沸水中烫死，捞出，剁去头、爪，揭去龟甲，剖腹除去内脏，洗净，切成小块，放入炒锅中，加麻油、盐炒片刻，加清水适量，与灵芝、大枣同煮汤，待汤沸后用小火炖至肉烂熟，加味精调味即可。

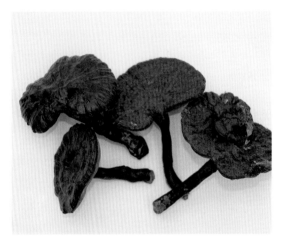

灵芝

用法　每日1剂，一次食完，每周2~3剂。

功效　养心安神、滋阴补肾、防癌抗癌。

适用　睡眠不佳。

清炖乌龟

原料　乌龟1只，姜片、葱段、料酒、味精各适量。

制法　将乌龟宰杀，去内脏，洗净切块后放砂锅中，加姜片、葱段、料酒、味精和水适量，煮至熟时即可。

用法　佐餐经常食用。

功效　利大小便。

适用　小儿遗尿。

红烧龟肉

原料 乌龟1只（250~500克），黄酒适量，姜、葱、花椒、冰糖、酱油少许。

制法 将乌龟去头、内脏，洗净，切块。先以素油烧热，加姜、葱、花椒、冰糖等炒香，再烹入酱油、黄酒，后放入龟肉块，翻炒，加水以小火煨炖，至熟烂即可。

用法 分顿服用。

功效 止血。

适用 低热、咳血、便血者。

乌龟炖鸡汤

原料 乌龟1只，母鸡1只（约750克），生姜12克，白胡椒10克，红糖50克，白糖500克。

制法 将鸡宰杀后，去毛及肠杂；龟去甲，洗净。将龟、胡椒、生姜片及红糖纳入鸡腹内，置于砂锅中，加白酒，加盖（不再加水），用泥封固，文火煨炖，至肉烂为度。

用法 2~3日内服完，隔半月后如法炮制再服。

功效 滋肾填精，益虚健体。

适用 肾精亏虚少精子。

龟板海参汤

原料 龟板（炙酥）、白及各15克，海参60克。

制法 将龟板、白及洗净，海参用温水浸软，去内脏，用清水漂洗干净，切块。把用料一齐放入砂锅内，加清水适量，武火煮沸，改文火煮1.5~2小时，调味即可。

用法 食肉喝汤。

功效 益气滋阴，敛肺止血。

适用 肺结核咳血者。